〔英〕杰奎琳·琳娜 —— 著

〔美〕孙 博 —— 译

THE HAPPY MENOPAUSE

无惧
更年期

你会遇到的、不知道该怎么办的问题，
这里都有答案

U0217532

北京科学技术出版社

The Happy Menopause

All Rights Reserved

Text copyright © Jackie Lynch 2020

Design and typography copyright © Watkins Media Limited 2020

This edition published in the UK and USA in 2020 by Watkins, an imprint of Watkins Media Limited

www.watkinspublishing.com

Simplified Chinese rights arranged through CA-LINK International LLC (www.ca-link.cn)

Simplified Chinese Character right 2023 by Beijing Science and Technology Publishing Co.,Ltd.

著作权合同登记号　图字：01-2023-1210

　　图书在版编目（CIP）数据

　　无惧更年期 /（英）杰奎琳·琳娜著 ;（美）孙博译 . — 北京：北京科学技术出版社，2023.6（2024.5 重印）

　　书名原文 : The Happy Menopause

　　ISBN 978-7-5714-2966-9

　　Ⅰ . ①无… 　Ⅱ . ①杰… ②孙… 　Ⅲ . ①女性—更年期—保健—基本知识 　Ⅳ . ① R711.75

　　中国国家版本馆 CIP 数据核字（2023）第 045366 号

策划编辑：宋　晶		责任编辑：李雪晖	
文字编辑：孙　建		责任印刷：吕　越	
出 版 人：曾庆宇		出版发行：北京科学技术出版社	
社　　址：北京西直门南大街 16 号		邮政编码：100035	
电话传真：0086-10-66135495（总编室）		0086-10-66113227（发行部）	
网　　址：www.bkydw.cn		经　　销：新华书店	
印　　刷：三河市华骏印务包装有限公司		开　　本：880 mm × 1230 mm　1/32	
印　　张：7.25		字　　数：184 千字	
版　　次：2023 年 6 月第 1 版		印　　次：2024 年 5 月第 2 次印刷	
ISBN 978-7-5714-2966-9			
定　　价：68.00 元			

 京科版图书，版权所有，侵权必究。
京科版图书，印装差错，负责退换。

致　谢

　　在相当长的一段时期中，迫切想要完成这本书的使命感常令我心急如焚，理由显而易见，因为现在市面上尚没有太多关于更年期营养支持的书籍。而今，这本书终于顺利出版。非常感谢我的经纪人芭芭拉·利维和沃特金斯出版社的每位员工帮我实现了这一梦想。尤其要感谢促成这个项目落地的乔·拉尔，在写作和编辑过程中给予我很多帮助的菲奥娜·罗伯逊和安雅·海斯，以及维姬·哈特利、劳拉·惠塔克·琼斯和雷切尔·格拉德曼对本书的出色的推广。

　　在我的职业生涯中，我遇到过很多同样为普及更年期知识而奋战的人，她们和我一样怀着坚定的决心来帮助女性度过人生的这一阶段。我很荣幸能与女性健康物理治疗师克里斯蒂安·伯德共享一个平台一起工作，说起我们的初次相遇那还是在 2017 年，从那时起，我们就成了"更年期密友"。我还要特别感谢乐观的更年期网站的安娜和乔；帕斯维提网站的凯伦、卡莱尔和利兹；骨盆咆哮网站的迈拉、伊莱恩和艾玛；互助俱乐部网站的萨拉和卡罗琳；明晰应用的贝克斯；西尔克的尼基；瑞秋与更年期咖啡馆网站小组成员们，还有曾在我的播客——快乐更年期中有过精彩表现的嘉宾们。她们做出的杰出贡献为这个领域带来了真正的改变。非常感谢大家的支持。

　　整个写作过程极度耗费精力，其间不可避免地充斥着得意与失落，但我的朋友和家人一如既往地在写作全程都表现得相当棒。这已经是我所写的第三本书了，谢谢她们仍不离不弃地支持我。另外，在这次写作过程中最幸运的事，就是我有幸得以在法国南部一个环境优美的清净之地安心创作（谢谢你的帮助，奥利维尔！）。最后衷心感谢所有人始终如一的热情、关注和支持。这些对我来说都意味深重。

简　介

　　更年期是女性人生中非常重要的一个阶段，身体状况会在此时发生根本性转变，很多方面将焕然一新，从青春期就开始影响你做事方式方法和情绪的激素开始退居二线。因此，你将获得一个全新的角度来审视自身，自我意识会变强，更加自信，更加专注于自己的选择。

　　从实用的角度来看，这也是一种解放——不再有月经周期，因此可以节省随身包包和浴室柜子里的储存空间，或不用再担心假期、活动安排或非常重要的工作会被不凑巧的经期影响。不用再担心怀孕，即使做爱时没有采取避孕措施也无须担心，并且你的心情和情绪不再受每月激素波动的影响，始终会处于一种情绪平稳的状态。

　　不过，这条通往解放的道路有时也会充满艰难险阻，令人感到痛苦。因此，我希望每位女性都可以拥有一个快乐的更年期，这就是我创作此书的缘由。

　　到我的营养诊所来寻求帮助的许多女性都面临着更年期的挑战，因更年期而产生的一系列生理和心理症状严重影响着她们的生活质量。虽然可以通过改变饮食和生活方式让处在更年期的你变得更健康和快乐，但现实情况是，更年期的症状呈现多样性且不尽相同的特点，没有哪两位女性的症状是完全相同的，因此并没有一个统一的标准营养干预方案，这就是为什么这并不是一本提供明确的统一方案的饮食书。

　　总之，我相信你已经掌握了烹饪的基本方法，而且也相信你已经熟知自己的饮食喜好。你很可能已经厌倦了网上那些自封为专家的人告诉你要吃什么和怎么吃。本书的目标是希望你能够利用我所提供的工具和信息，学会根据自己的症状定制一个更年期营养方案。

如何使用本书

我明白中年是人生之中非常忙碌的阶段，因此在写作时，我采用了一种便于自行查阅的内容框架以便帮助你轻松找到适合你的信息。当然了，我还是希望你能从头到尾阅读整本书，但我只是想说，如果没时间的话，倒也不必按顺序读完整本书。

以下是本书的简介，方便你大致了解主要内容以及如何充分地利用本书。

第 1 章：关于更年期

本章简单总结了更年期不同阶段的特点、你的激素正在发生什么样的变化，以及在更年期的整个过程中你会经历些什么。了解更年期的基础知识很重要，更年期对女性来说不应该是谜一样的存在，提早了解身体即将发生的变化能帮助你胸有成竹地面对未来。

第 2 章：如果你只能做一件事……

如果你忙到实在没有时间读完整本书，那么就请直接阅读本章。本章介绍了一种基本的营养策略来平衡你的激素水平，激素水平恢复平衡将产生连带效应，使大多数更年期症状得到改善。在依照第 3 章的内容进行更细致的调理前，通过实践本章的调整建议，你应该已经能体会到身体在发生着变化。

第 3 章：常见的更年期症状和对策

本章介绍了一些最常见的更年期症状，但不用担心，这些症状不会统统出现在你身上。大多数女性可能会遭遇其中的两三种症状，因此你可以直接翻到针对自身症状的内容，并找到解决建议。每个症状详解都包括了以下内容。

- 症状是什么？
- 为什么产生这种症状？
- 有针对性的营养建议
- 生活方式建议
- 美食家的建议，可以将其灵活融入你最喜欢的食谱中

　　为了避免内容重复，第 3 章中出现的一些重要营养素的详细信息都将在第 4 章集中介绍。

　　虽然本书竭尽所能来涵盖更年期中最常见的症状，但仍然无法做到面面俱到。如果你的症状不在所列症状之中，我的建议是可以尝试第 2 章中的激素平衡法，因为激素的平衡是解决各种症状的根本。

第 4 章：营养指导

　　本章包含了大量的宏量和微量营养素的知识。需要注意的是，本章并非事无巨细地解析所有营养素，它更像是一份实用的指南，为第 3 章中常涉营养素补充更详细的信息。其中包括会介绍每种营养素是什么和其主要功能；缺乏时所表现出的症状及缺乏原因；相关食物来源和营养补剂的建议。

　　我诚心希望本书中的建议能够给您以及您的健康和幸福带来切实有益的影响。祝您更年期快乐！

杰奎琳

目录

第 1 章
关于更年期

第 2 章
如果你只能做一件事……

第3章
常见的更年期症状和对策

第 4 章
营养指导

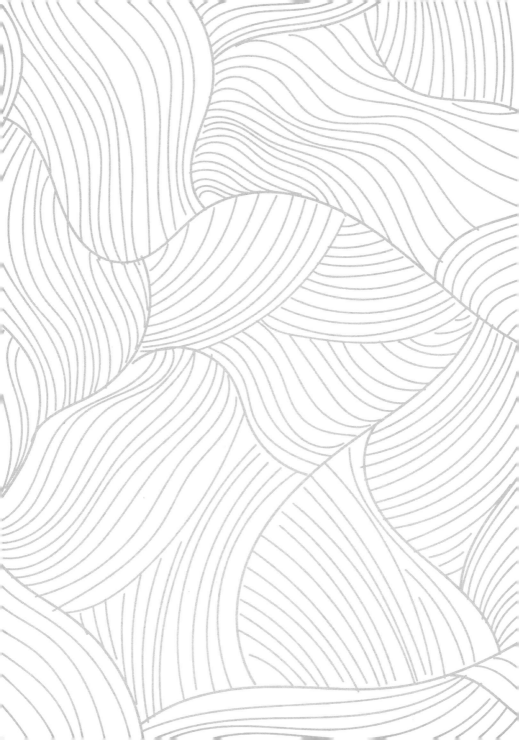

About the Menopause
关于更年期

　　对女性而言，更年期堪称人生中的重大转变时期，身体变化之大让你有时甚至觉得自己不再是自己了，或者感觉逐渐失去对身体的控制。这些反应都是完全正常的，因为步入更年期意味着激素分泌正在发生巨大变化：试着回想一下你进入青春期的时候（或者观察一下你那刚进入青春期的孩子），那真是一个身体和情绪随时都像在坐过山车一样的时期啊。更年期在这方面和青春期非常类似，而且如同青春期一样，处于更年期的你最终会适应激素的变化，同时蜕变为全新的自己。

Learn More About The Menopause
深度认知更年期

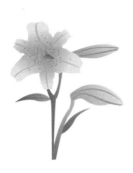

　　为了行文简洁方便，在整本书中，我使用了"更年期"这个较笼统的词，但实际上更年期可细分为绝经前期、绝经期、绝经后期 3 个阶段。在本书中，我分别针对处于不同阶段的女性给出了相应的饮食和生活方式建议。

• 绝经前期发生在真正的绝经来临的前几年。从这个时期开始，你会逐渐感受到一些更年期的症状。对大多数女性来说，绝经前期是从 45 岁左右开始。

• 最后一次月经结束后的 12 个月内，都没有来月经意味着进入绝经期，即正式绝经。严格来讲，绝经期只会持续一天的时间。

• 在这个具有纪念意义的一天之后，你将进入绝经后期。大部分更年期症状通常在此时开始好转，但是有些症状也可能仍会持续存在。

激素到底出什么事了？

让我们先简单了解一下月经是如何产生的。在发生月经初潮并且月经周期变得规律后（当然，对一些女孩来说，月经周期变规律可能需要一些时间），会有一组激素负责保证每月规律地来月经。月经周期通常约为 28 天，在月经周期初始时，卵巢中会有卵子产生，雌激素水平会升高，子宫内膜会开始变厚。大约在月经周期的第 12 天会排卵。这时，卵子会从卵泡中被释放出来并进入输卵管。

什么是雌激素？

一种女性性激素，负责促进排卵和调节整个生殖过程。雌激素分为 3 类：雌二醇，一种生殖过程所需的活性较强的雌激素；雌三醇，一种活性较弱的雌激素，在怀孕期间体内含量较高，全雌酮，是绝经后身体分泌的主要雌激素。女性全身遍布雌激素受体，雌激素在女性身体的所有系统中都发挥着重要作用，这就是为什么更年期的症状会如此多样。

在月经周期的后半程，身体会分泌黄体酮，为子宫中的胚胎发育做好准备。如卵子并未受精，雌激素和黄体酮水平会急剧下降，导致子宫内膜脱落，随着经血排出体外，这就是月经。

随着女性接近更年期，卵巢中雌激素和黄体酮的分泌量开始减少，因此子宫内膜不再规律性变厚，月经也开始变得不再规律并最终停止。这个过程不会在一夜之间发生，所以就有了绝经前期一说。

什么是黄体酮？

黄体酮是女性每月排卵后卵巢中产生的一种激素，主要作用是为怀孕做好准备和维持妊娠。它负责调节月经周期并与雌激素协同作用。黄体酮对大脑的镇静作用使它具有温和的抗抑郁效果。

什么是绝经前期？

你可能还不太熟悉这个术语，但绝经前期是所有事情真正开始发生奇妙变化的时期。许多与更年期相关的症状都始于 40 多岁的某个时候，这可能比你预期的要早得多。一些女性因为仍有月经周期或觉得自己年龄尚离更年期较远，所以对自身出现的一系列看似与更年期无关的症状感到困惑和担心。

事实上，从 40 多岁早期的某个时候开始，激素就在悄悄地发生变化，而黄体酮通常是第一个开始减少分泌的激素。这通常会导致一些情绪上的变化，如焦虑、丧失信心或情绪低落。如果你易受经前期综合征的困扰，此时你可能会发现自己常常莫名地想哭，情绪更加不稳定。这通常是更年期即将到来的第一个征兆，即便你的月经周期现在看起来仍然正常。而此时月经周期仍然正常也是这些情绪类症状经常被误诊的原因。

激素过山车

绝经前期之所以令人头痛，原因之一在于它变化莫测。在更年期，你身体情况的变化趋势并非呈简单的直线型。比如说你的激素浓度可能会在某一分钟升高，紧接着下一分钟就会降低，这就是为什么不推荐 45 岁以上的女性用血液检测的方式来判断是否进入更年期，因为血液检测只能反映出抽血那一刻的激素浓度。

大家普遍认为，绝经前期，月经出血量和行经频率都会逐渐变少，但也有部分女性的经期完全乱了套——由于激素平衡被打破，她们可能出现出血量变多、痛经更严重、周期更频繁，甚至每次行经天数延长。这些情况也都并不罕见。

由于雌激素受体遍布女性的全身，在女性进入绝经前期后可能出现的症状多种多样，如头痛、脑雾、失眠、体重增加、疲劳、潮热、背部或关节疼痛等。尽管每位女性的情况都会有所不同，有些人会比其他人更加敏感，但是预知这些症状还是有必要的，因为有时只需大致了解身体将会发生什么变化，就会让接下来的事情变得更顺利。

什么是绝经期？

一般来说，自然绝经的平均年龄是 51 岁，当然，每个女性的情况可能会有所不同，确切地说，如果 12 个月没来月经的话就意味着进入了绝经期。对部分女性来说，绝经期也有可能发生在 40 到 45 岁之间，这被称为绝经期提前。

做过子宫切除术也可能会导致绝经期提前。虽然会有潮热、偏头痛、焦虑或其他典型的更年期症状出现，但由于已经不再来月经了，所以那些做过子宫切除术的女性很难把这些症状与绝经期提前联系在一起。如果卵巢与子宫同时被切除，人将直接进入绝经期。这种情况被称为手术绝经。

40 岁以下女性中约有百分之一、30 岁以下女性约有千分之一、 20 岁以下女性中约有万分之一的人会患有卵巢功能早衰，即卵巢无法分泌雌激素和黄体酮，这会导致绝经期提前很多年。如果你尚未达到平均绝经年龄就出现卵巢功能早衰的情况，建议使用激素替代疗法来治疗，以减少过早缺乏雌激素而引发的各种健康风险。

绝经后期会发生什么？

无论你是选择通过调整饮食和生活方式、激素替代疗法，抑或是二者结合来缓解更年期症状，随着身体逐渐适应新的激素状态，大多数恼人的症状都会在绝经后得到缓解。如果你在绝经后很长一段时间内仍出现严重或持续的潮热，这可能与应激激素水平过高有关，相关内容将在第 2 章中详解。

另外,女性在后半生中还需要对阴道健康、骨骼健康和心血管健康持续关注。它们对女性而言同等重要。虽然在刚步入更年期时，这些方面不会马上亮起红灯，但是由于女性体内的雌激素水平降低，随着时间的推移，这些方面的症状也会逐渐显现。

尿急、尿频或漏尿这些常见的膀胱方面的问题，通常与盆底肌肌肉力量较弱有关。阴道干燥亦有可能成为困扰。绝经后骨密度会显著下降，增加了骨折的风险。低水平的雌激素则会增加患冠心病和骨质疏松症的风险。

调整饮食和生活方式对改善更年期症状有何作用？

调整饮食和生活方式对改善更年期健康而言非常重要，这可以帮助你拥有一个快乐的更年期，越早对饮食和生活方式进行干预，其成效就越好。如果能在三十到四十几岁时为身体提供恰当的营养供给，处理好工作与生活的平衡并进行规律锻炼，就能为以后轻松顺利度过更年期打下坚实的基础。

由于肾上腺可以分泌雌激素，压力管理在绝经后变得尤为重要，正如我们将在第 2 章中看到的。此外，每种症状都有针对性的营养方案。只要行动起来，永远不会太迟，你可能会惊讶于饮食的简单改变对你的感觉造成的巨大影响。

关于激素替代疗法

本书侧重于采用调整饮食和生活方式的方法来帮助你在整个更年期都处于健康状态。尽管如此，你还是有必要全面了解一下所有对更年期有益的方法，这样便于你挑选出适合自己的方法。雌激素和黄体酮的激素替代药物有片剂、凝胶和贴剂 3 种，并且有不同的类型和组合，具体选择哪种取决于个人偏好。也有用于局部的

什么是睾酮？

尽管睾酮听起来是一种男性性激素，但其实女性的身体也会分泌少量睾酮，卵巢会分泌一部分，另一部分由肾上腺分泌。睾酮在维持女性健康和性欲、保持精力和热情方面发挥着重要作用。在女性 45 岁左右时，睾酮水平会下降至原有水平的 50% 左右。

雌激素，只需要非常低的剂量就可以维持阴道的健康。有些女性可能需要睾酮的激素替代药物，尽管这种情况不太常见。

激素替代疗法的风险与益处共存。根据英国更年期协会的说法，采取激素替代疗法超过 5 年可能会增加患乳腺癌的风险，不过，这不包括局部低剂量使用雌激素来维持阴道健康。然而，也有证据表明激素替代疗法可以预防一些慢性疾病，如冠心病和骨质疏松症。所以，关键在于如何权衡利弊。每位女性所经历的症状的严重程度和激素替代疗法所带来的治疗效果都有差异；加之每个人的病史、家族史不同，以及对长期健康影响的忧虑程度也不尽相同，因此对于激素替代疗法，每位女性都会有不同的看法和选择。

我建议你先咨询一下医生，听听医生的建议，唯有在获取全面的相关信息后，才能选出适合自己的方案并充满信心地执行下去。无论你做出何种决定，不管是否使用激素替代疗法，本书中的所有建议都依然适用，因为在更年期的每一个阶段中，为身体提供合理的营养都有益于你的身体做出恰当的调整。

生活方式小贴士

- 25% 的女性会在更年期出现严重症状。

- 40% 的女性会在更年期经历情绪低落或抑郁。

- 在更年期，约 33% 的女性被焦虑所困。

- 在更年期，70% 的女性出现潮热。

- 40% 的更年期女性在性交时感到疼痛。

- 约 33% 的更年期女性在打喷嚏、大笑或运动时会出现压力性尿失禁。

- 25% 的更年期女性因症状过于严重不得不考虑离职。

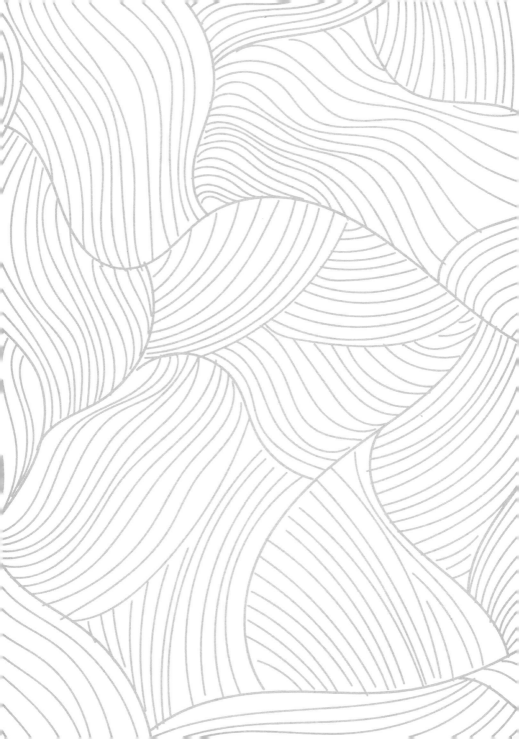

第 2 章

If You Only Do One Thing ...
如果你只能做一件事……

　　尽管合理膳食能以多种方式来保持更年期健康，但仍有一件事处于绝对重要的位置，如果你能专注于做好这件事，许多更年期症状将会随之改善。所以，无论你还有什么其他规划，都请先着眼于本章中的信息，因为它们将对你的整体健康产生巨大的影响。这个神奇的处方到底是什么呢？那就是与所有症状都有关的血糖平衡问题，血糖平衡问题的改善意味着你将在多个层面上迎来显著的改变。

Balance Blood Sugar Level
保持血糖水平的平衡

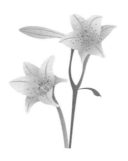

为了搞明白为什么血糖平衡如此重要，我们首先需要知道女性在经历更年期时体内到底发生了什么事情，以及理论上如果更年期发展顺利的话会是什么样。

大自然母亲的更年期计划

首先，要记住更年期不是一种疾病，这一点很重要。更年期是几千年来女性都会经历的一个自然过渡阶段，大自然母亲早已为我们安排了一个巧妙的计划来应对更年期时雌激素水平下降这件事。人体极其复杂和精妙：当卵巢停止分泌雌激素时，一直处于后备梯队的肾上腺就会走上一线，负责分泌雌激素。这些位于肾脏上方的小腺体在更年期发挥着至关重要的作用，因为它们会分泌一种活性较弱的雌激素，帮助女性从中年到老年一直都保持良好的健康状态。

有何不妥之处吗？

然而，上面说到的是理想状态，但现实中有一个常见问题：肾上腺同时负责分泌应激激素——皮质醇和肾上腺素，假如肾上腺一直焦头烂额地忙于分泌这些激素，那可就顾不上分泌雌激素了。如果你正处在慢性压力中，那么你的更年期症状很可能会更严重，因为本应分泌雌激素的肾上腺无暇兼顾二者。

毫无疑问，绝经前期和绝经期正好处于女性一生当中压力最大的时期：既要努力工作又要满足家庭中与日俱增的需求，或者碰巧孩子处于青春期，而妈妈面临更年期，那可真是一场激素的碰撞和交锋。中年也常常是女性重新审视与伴侣之间关系的时期，对有些人来说这并不能称之为一个愉快的过程。这种上有老下有小的人，我称之为"三明治一代"。

正是这些压力的存在导致肾上腺无法专注于分泌雌激素，而这些雌激素正是更年期女性所需要的。

那应该怎么破解呢？

本章的重点就是介绍如何通过营养干预来降低体内应激激素的水平，从而让你的肾上腺有余力去分泌雌激素。调整饮食和生活方式可以有效缓解压力水平。当然了，这些调整方案无法令恼人的同事消失或解决你的财务问题，但它们可以让你的肾上腺变得更强健，这样你就具备了更好地应对压力的能力。另外，正确的营养方案可以确保身体不去分泌额外的应激激素，从而帮助肾上腺减负。

想要让激素分泌回归平衡，我们首先需要了解身体在面临压力时会产生何种反应，以及饮食和生活方式如何影响我们对压力的反应。

压力反应机制是什么？

压力反应是我们面临危险时的一种保护机制，早在大约 10 000 年前，"战或逃"这个反应程序就已被编入了我们的基因中，以应对险境。每当我们遭遇较大压力时，无论是差点撞车、重要会议迟到，还是因财务状况焦虑，身体都会释放皮质醇和肾上腺素。

压力反应原本是一种短暂的警报反应，在面临危险时应激激素水平迅速升高，心率加快，血液被输送到肌肉以调动身体快速做出反应。一旦感知到危险已经过去，压力反应也应随之消退。

然而，在忙碌的现代生活中，事情远非如此简单。我们每天要面临多种压力源，这些压力源可能是心理方面的，也可能是生理（即疾病或受伤）方面的。近年来，智能手机的兴起无疑加重了我们的压力水平，因为频繁的消息推送和系统更新通知会使身体始终处于红色警戒状态。

持续的压力会使警觉反应的时间延长，导致肾上腺持续努力地分泌应激激素，从而使得血液优先被派送到肌肉里面，与此同时其他被身体判定为在面临危险时非必要的系统（例如，免疫系统、消化系统和生殖系统中）的血液供给则会减少。在短暂的警报反应阶段，身体既没有感染需要处理、也不需要消化食物或生孩子，所以这些系统即便被"忽视"也不会有什么大问题。然而，随着时间的推移，持续暴露在压力反应中会导致这些关键系统出现功能障碍，身体会出现一系列不适症状。

慢性压力的典型症状

- 疲劳
- 大腹便便
- 消化问题
- 经前期综合征加重
- 背部疼痛
- 早上无精打采
- 性欲降低
- 对人或事的容忍度降低
- 渴望咸味食物

- 体重增加
- 注意力难以集中
- 觉得生活无趣
- 情绪低落
- 头晕
- 头痛
- 记忆力下降或脑雾
- 易感冒和感染
- 生病或受伤后的恢复时间变长

持续的压力对更年期有什么影响？

压力实乃更年期的大敌。处于更年期的女性会经历诸如潮热、焦虑、疲劳或阴道干燥等症状都与雌激素水平下降有关。我们要知道，快到绝经期时，女性体内有一个由下丘脑、垂体和肾上腺组成的被称为下丘脑—垂体—肾上腺轴（HPA）的复杂系统时刻在努力维持你体内所有系统的平衡，保证身体运行一切正常，不让那些令人不适的症状出现。然而，长期处于压力之下会使肾上腺超负荷工作，平衡将被打破，肾上腺会无暇分泌你所需要的雌激素，一系列更年期症状就出现了。

慢性压力所带来的另一个明显的后果是体重增加。脂肪细胞也是可以分泌雌激素的，当你的身体察觉到肾上腺这个雌激素后备生产系统无法分泌身体所需要的雌激素时，它会另辟蹊径，开始将你吃下的食物转化为脂肪并储存在腹部（内脏脂肪）。这类脂肪非常顽固，使减脂变得更困难，因为它的增加是由激素来调控的，并非像人们以为的仅仅是因为过度放纵食欲而造成的。

所以，如果能够重视压力管理，将为更年期以及后半生的健康带来极大益处。

消除慢性压力、平衡激素水平的方法

保持血糖平衡

如果你只能做一件事，那非保持血糖平衡这件事莫属！每当血糖水平下降时，你的身体都会释放皮质醇和肾上腺素这两种应激激素。

而处在更年期的女性身体不应再承受额外的负担。为了在绝经前期和绝经期维持肾上腺功能，最首要的一件事就是在饮食时注意保持血糖平衡。学习保持血糖平衡可以算是"营养学入门课程"，因为除了可以降低应激激素水平外，保持血糖平衡还有许多能够显著改善健康的益处。

血糖调节机制如何运作？

正常情况下，人体内的血糖浓度应该保持在一定的范围内，如果高于或低于该范围，身体都会处于警戒状态，因为血糖无论过高还是过低，都会对健康构成威胁。

血糖失衡的典型症状包括疲劳、乏力、对糖或碳水化合物类食物的渴望增加、经前期综合征、情绪波动、失眠、易怒、情绪低落、焦虑、头痛、头晕、早上起床困难、心悸、依赖咖啡因或酒精提神、体重增加等。随着时间的推移，这可能会发展成为一种称为胰岛素抵抗的糖尿病前期状态，即身体细胞不再对胰岛素做出反应。

吃高糖食物和精制碳水化合物类食物（例如：白面包、白米饭或精加工早餐麦片）后血糖水平会升高，从而诱发胰岛素的分泌。咖啡因、酒精和尼古丁同样也可以触发身体分泌胰岛素。

胰岛素负责降低血液中的葡萄糖水平，部分葡萄糖会被运送到肝脏储存。肝脏存储葡萄糖的能力有限，无法储存全部葡萄糖。如果你的血糖浓度很高，那么多余的葡萄糖会以脂肪的形式储存起来。胰岛素不会精确计算出去除多少糖才能恢复血糖平衡，它只会把血液中的葡萄糖连锅端，所以你的血糖浓度会在短时间内下降。胰岛素的分泌峰值越高，血糖水平的下降幅度就越大。

当血糖浓度过低的时候，人会感到困倦、易怒、焦虑、身体颤抖、头痛、头晕，恨不得立马来一杯提神饮品。血糖是身体的主要能量来源，血糖浓度骤降对身体来说可不是什么好消息，此时身体会释放出皮质醇和肾上腺素来恢复平衡。它们会向肝脏发出指示，令其将之前储存的糖原释放到血液中。

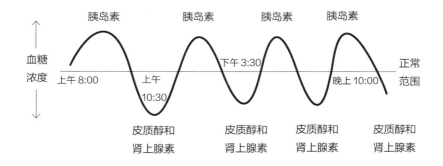

皮质醇的增加还会使人对精制碳水化合物类食物、咖啡或葡萄酒的渴望变得强烈。具体想吃哪种取决于你正处于一天中的哪个时间段，身体本能地知道当应激激素水平升高时吃什么食物可以快速提神解乏。

当然了，这对身体来说简直是双重打击——当肝脏释放糖原时你又吃了一份甜食，这导致本该回到正常范围内的血糖浓度再次飙升，然后同样的血糖调节过程又重来一遍。你看，血糖浓度在一天当中像过山车一样骤升骤降的情况多么容易出现，而这意味着肾上腺要不断释放应激激素来应对此种局面，没有余力去分泌雌激素。

如果你在血糖浓度很高的情况下入睡，由于胰岛素的分泌，血糖浓度会开始下降，应激激素可能在凌晨2点或3点左右分泌，所以此时你会无缘无故地醒来并且很难再入睡。由失眠引起的生理和心理压力又会使你的肾上腺更加不堪重负。

如何平衡血糖？

以下两种关键营养素可以帮你平衡血糖。

- 复合碳水化合物。因其膳食纤维含量高，所以它的消化分解需要的时间比精制碳水化合物更多。

- 蛋白质。因其消化速度慢，并且会减慢碳水化合物的消化速度，所以可以维持更久的饱腹感并保持血糖平衡。

保持血糖平衡的诀窍就是无论正餐还是加餐都把蛋白质类食物和复合碳水化合物类食物搭配着一起吃，具体食物建议见表2-1。与此同时，要尽量避免甜食等精制碳水化合物类食物，如蛋糕、饼干和巧克力（见表2-2）。

尽管这看起来像是一项不可能完成的任务，但是如果能保持血糖稳定，你将远离血糖浓度骤降时对甜食的极度渴望，这样一来，以后的事情就好办多了。因为从本质上来讲，你将重掌对食物的选择权，激素将会退居次席。我们都经历过与激素作斗争时的纠结，结果激素总是会在这场角力中胜出！

表 2-1 可以安心食用的食物

食物类型	示例
蛋白质类食物	肉；鱼；海鲜；蛋类；豆类，例如小扁豆、大豆、鹰嘴豆或鹰嘴豆泥；乳制品，例如茅屋奶酪、希腊酸奶；藜麦；坚果和种子，例如无糖坚果酱
复合碳水化合物类食物	蔬菜；连皮亦可食用的水果，例如苹果、梨或浆果类水果；全谷物，例如糙米、全麦面包或全麦意大利面；燕麦食品，例如粥、燕麦片或燕麦饼；荚果；甘薯
饮品	水、苏打水、加苏打水或冰块稀释的低糖果味饮料、蔬菜汁、草本茶

表 2-2 尽量避免食用的食物

食物类型	示例
精制碳水化合物类食物	白面包；白米；白面条；高糖早餐麦片；蛋糕、饼干、马芬和其他烘焙食品；任何带有派皮或酥皮的食物，如法式咸派或英式康沃尔馅饼
高糖食物和含有隐形糖的食物	巧克力和糖果；冰激凌；甜点；精加工意大利面酱汁和汤；水果味酸奶；干果；高糖分的热带水果，如杧果或菠萝；葡萄；番茄酱
饮品	葡萄酒，尤其是桃红葡萄酒、甜白葡萄酒、起泡葡萄酒；啤酒；可乐和其他碳酸饮料；运动饮料；果汁；咖啡因含量较高的茶和咖啡

如何优化一日三餐以帮助血糖平衡？

早餐

在任何家庭中，准备早餐无疑都是个难题，无论你是需要早起为上学或上班的家人准备早餐，还是独居一人每天都赖床到最后一分钟。不管是哪种情况，在清晨有限的时间内准备好早餐都绝非易事。对早餐做出重大改变并非明智之举，因为你的新计划很可能在一周内就告吹。你可能很早就知道做哪种早餐最适合你，所以最好的办法就是在其基础上进行适当的调整。只需一些简单的优化就可以让你的血糖平衡大为改观（见表2-3），无论你是吐司爱好者、燕麦发烧友，还是鸡蛋拥护者。

表2-3 常见的早餐搭配优化方案

常见的早餐搭配	优化方案	进一步优化方案
白吐司面包抹果酱、柑橘酱或马麦酱	吐司面包抹无糖花生酱、无糖杏仁酱或无糖腰果酱，以增加蛋白质摄入量	为了增加膳食纤维摄入量，吐司面包最好选用全谷物面包、坚果种子面包或黑麦吐司面包
白吐司面包搭配水煮蛋或炒蛋	全谷物面包、坚果种子面包或黑麦吐司面包配水煮蛋或炒蛋，以增加膳食纤维摄入量	食用2个鸡蛋，以增加蛋白质摄入量
牛奶搭配含糖量高的早餐麦片或格兰诺拉麦片	低糖早餐麦片（每30~40克麦片中的糖含量少于10克），以避免血糖浓度飙升	增加1汤匙南瓜子、葵花子或奇亚籽，以增加蛋白质摄入量
普通酸奶搭配浆果或水果块	普通酸奶搭配浆果或水果块，外加1汤匙种子，以增加蛋白质摄入量	选用正宗的希腊酸奶（不是希腊式的酸奶），因为其水分少、更浓稠，蛋白质含量更高

常见的早餐搭配	优化方案	进一步优化方案
粥搭配香蕉片	粥搭配香蕉片，外加 1 汤匙无糖腰果酱，以增加额外的蛋白质摄入量	肉桂粉有平衡血糖的作用，食用前，可以在粥上撒一些
自制水果奶昔	自制水果奶昔外加 1 汤匙亚麻籽粉，以增加蛋白质和膳食纤维的摄入量	可以用 2 份蔬菜配 1 份水果，以在减少糖分摄入的同时增加膳食纤维摄入量
培根、鸡蛋和白吐司面包	培根、鸡蛋和全谷物面包，以增加膳食纤维摄入量	用焗豆替换培根，豆类既含有蛋白质也含大量膳食纤维
黑麦面包抹牛油果泥	黑麦面包抹牛油果泥搭配烟熏三文鱼	增加 1 汤匙芝麻，以增加蛋白质摄入量
咖啡店售卖的蓝莓马芬	咖啡店售卖的含麸皮的高膳食纤维蓝莓马芬	增加 1 小袋生坚果，以增加蛋白质摄入量

午餐

说到午餐，最重要的是要有计划。在工作日，尤其是忙碌至极、无暇考虑吃什么的时候，你很有可能是去快餐店吃或者随便点份外卖应付了事，这样就很容易出问题。如果想在白天工作时间也保持血糖平衡，那么预先准备好午餐便当是较为明智的选择。这也意味着你无须排队买午餐而可以利用这个时间小憩一会儿。

理论上讲，在家吃午餐会比在公司吃午餐要方便和容易一些，当然这还取决于冰箱中有什么，以及你是否肯花时间做一顿营养均衡的餐食。许多女性虽然会很用心地为家人准备营养均衡的饭菜，但轮到独自吃饭时就随便打发一顿了事。我想说，每位女性都值得拥有更多的关爱，现在你应该行动起来好好照顾自己了。午餐搭配建议见表2-4。

表2-4　常见的午餐搭配优化方案

常见的午餐搭配	优化方案	进一步优化方案
金枪鱼蛋黄酱三明治或鸡蛋蛋黄酱三明治	金枪鱼蛋黄酱三明治或鸡蛋蛋黄酱三明治（使用全谷物面包，以增加膳食纤维摄入量）	改为金枪鱼沙拉或鸡蛋沙拉做三明治馅料，以增加额外的膳食纤维摄入量
蔬菜沙拉，包含生菜、西红柿、黄瓜、青椒和其他蔬菜	蔬菜沙拉，包含生菜、西红柿、黄瓜、青椒和其他蔬菜，增加蛋白质类食物，如鸡蛋、鸡肉、鹰嘴豆泥或金枪鱼	其中的高蛋白质食材至少占沙拉总食材量的1/4
西红柿汤或蘑菇汤	西红柿小扁豆汤或鸡肉蘑菇汤，以增加蛋白质摄入量	添加1汤匙亚麻籽粉，以增加额外的蛋白质和膳食纤维摄入量
奶酪焗土豆	奶酪焗红薯，以增加膳食纤维摄入量	同时搭配焗豆，以增加蛋白质摄入量
奶酪煎蛋卷	含蘑菇和西红柿的奶酪煎蛋卷，以增加膳食纤维摄入量	同时搭配1份蔬菜沙拉，以增加膳食纤维摄入量
黑麦饼干或燕麦饼干搭配奶酪	黑麦饼干或燕麦饼干搭配鹰嘴豆泥或切片水煮蛋，以增加蛋白质摄入量	同时搭配圣女果或黄瓜片，以增加膳食纤维摄入量
米饭沙拉或意大利面沙拉	藜麦沙拉，以增加完全蛋白质的摄入量	添加1茶匙核桃碎，以增加蛋白质摄入量

加餐

适当的加餐对于维持血糖浓度至关重要，因为无论你的膳食多么均衡，如果两餐间隔五六小时或更长时间则血糖水平都会下降很多，应激激素水平则会升高。每个人的血糖敏感性都不尽相同。换句话说，有些人可能会很快出现严重的低血糖反应，有些人需要更长的时间才会出现，在这之前只是会先出现疲倦、易怒和开始渴望食物的感觉。你可能已经大概知道自己两餐间血糖变化的规律，也知道当血糖水平下降时如何应对，一般而言，大多数人需要每 4 小时就吃一些东西来保持血糖水平正常。如果午餐和晚餐间隔太久，那么在下午 4 点左右你会开始无精打采，这不足为怪。这时，你需要做的是补充 1 份营养均衡的加餐，以下是一些参考（见表 2-5）。

表 2-5　一些加餐建议

加餐建议
6~7 颗生的无盐坚果搭配 1 个苹果、李子或蜜橘
1~2 块燕麦饼干搭配无糖坚果酱或茅屋奶酪
胡萝卜条、圣女果或其他蔬菜搭配鹰嘴豆泥
苹果片搭配无糖花生酱
至少含有 8 克蛋白质和 4 克膳食纤维的谷物棒
1 盒原味酸奶（小），搭配蓝莓和 1 汤匙葵花子
煮鸡蛋搭配 1 把菠菜叶

晚餐

对多数女性来说，晚餐应该是吃得最简单的一餐，因为通常家里负责购买食材和制作的都是女性，而在结束了漫长的一天工作后，人一定非常疲惫，很可能既没精力思考晚餐吃什么，也没力气做饭。注意，这一餐最重要的是要摄入充足的蛋白质和膳食纤维，因为这样有助于维持血糖平衡，进一步促进激素平衡，让你睡个好觉（见表2-6）。

表2-6　常见的晚餐搭配优化方案

常见的晚餐搭配	优化方案	进一步优化方案
番茄汁意大利面	番茄汁意大利面搭配金枪鱼、对虾或豆腐，以增加蛋白质摄入量	用全谷物意大利面替换精制意大利面，以增加膳食纤维摄入量
蔬菜炒鸡肉搭配白米饭	蔬菜炒鸡肉搭配糙米饭，以增加膳食纤维摄入量	蔬菜炒鸡肉中放些腰果，以增加蛋白质摄入量和香脆口感
三文鱼搭配菠菜和土豆泥	三文鱼搭配菠菜和土豆泥，添加至少1份蔬菜，以满足人体对膳食纤维的需求量	用红薯泥替换土豆泥，以增加膳食纤维摄入量
烤蔬菜搭配白米饭	烤蔬菜搭配藜麦，以增加蛋白质摄入量	添加1汤匙芝麻，以增加蛋白质摄入量
肉类或鱼类搭配米饭或意大利面，和1份蔬菜	肉类或鱼类搭配米饭或意大利面，和2~3份不同种类的蔬菜以增加膳食纤维摄入量	限制碳水化合物的摄入量，米饭或意大利面的量仅占一餐总量的1/4
牛排和薯片	牛排搭配烤红薯条，红薯升糖速度慢，有助于保持血糖平衡	搭配豌豆或1份蔬菜沙拉，以增加膳食纤维摄入量

食量建议

- 在午餐和晚餐时，蛋白质类食物的分量应约为餐食总量的 1/4，体积与拳头大致相当，如一小块鸡胸肉或三文鱼排。

- 在正餐中，碳水化合物类食物或淀粉（如面包、米饭、土豆、意大利面等）应与蛋白质类食物分量相同，即便是全谷物类食物也不要超过这个分量。

- 蔬菜量应占餐食总量的 50%。大多数人的情况正好与此相反，一餐中所摄入的碳水化合物比蔬菜要多。

为什么保持血糖平衡如此关键？

　　血糖平衡的好处在于它是更年期问题的一站式解决方案。你可以把营养运行机制想象为那些看起来非常复杂的维恩图，里面有众多互有交叉和联系的密密麻麻的线条；或者也可以将其想象成一个巨大的老式电话总机交换台，上面插满了横七竖八的各类电线。总之，营养运行机制中的各种元素互相关联，影响彼此，协同作用，所以调整饮食中的某个关键因素来改善某种特定症状，通常也会对其他症状产生积极影响。

　　以下这些有助于平衡血糖的方法都可以改善你在更年期的健康状况。这些内容将在第 3 章中进行更详细地探讨。

- 增加膳食纤维的摄入量有助于你在经期结束后排出体内残留的雌激素，保持激素平衡，缓解经期经血过多的症状。

- 在饮食中注意增加植物蛋白类食物的食用量，例如亚麻籽、大豆或荚果，其中的植物雌激素有助于激素平衡，减少潮热。

- 午餐和晚餐时多食用蔬菜，这意味着你会吃到更多的绿叶菜——这有助于增加镁的摄入量，从而有效镇定神经系统并调节身体对压力的反应。

- 维生素 B_{12} 水平会随着动物蛋白（如肉、鱼或鸡蛋）摄入量的增加而增加。缺乏维生素 B_{12} 会导致更年期的典型症状——注意力和记忆力变差。

- 在月经周期的后半程，肾上腺素会干扰黄体酮的分泌，导致经前期综合征（如情绪低落和焦虑加重）。因此，如果你深受经前期综合征的困扰，避免餐后反应性低血糖是一个明智的选择。

- 注意蛋白质的摄入也对铁元素的摄入有益，因为富含动物蛋白和植物蛋白的食物同时也是铁的绝佳来源。它们对经血量过多的人来说尤其重要，因为它们会减少贫血的概率。此外，它们还会提供合成神经递质所需的氨基酸，对于控制情绪、改善记忆力和提高注意力都有益处。

- 多吃蔬菜不仅有利于维持血糖平衡，同时也会让你的肝脏更快乐。因为蔬菜中富含微量营养素，这些微量营养素可以协助身体的排毒系统处理和排出残余激素，这有助于维持正常的激素平衡。

- 为了缓解潮热症状，你需要减少酒精和咖啡的摄入。除引发潮热外，酒精和咖啡还会极大地扰乱你的睡眠。

- 控制糖分的摄入量不仅有助于体重管理，还有利于心情的平静和愉悦。糖分的摄入量过多会影响神经递质功能，使你更容易出现焦虑和情绪波动。

饮食还在哪些方面有助于降低压力水平？

除了平衡血糖外，富含维生素 C 和 B 族维生素的饮食将有助于肾上腺保持良好状态。当然了，它并不会减轻你生活中的外部压力，但它可以起到调节身体对压力反应的作用，确保你的内分泌系统不会过劳，这样你的抗压性就会变强，能更好地应对日常压力。更多关于这些维生素的益处，请参见第 4 章。

另外，镁也是关键营养素之一。镁具有调节神经和肌肉活动的作用，对神经系统来说必不可少。缺乏镁会让你易怒、情绪低落、焦虑和疲劳。如果你的饮食中富含镁，那么当面对压力时，你会表现得更冷静，能更好地管控压力。请参见第 4 章，了解镁的食物来源。

有一种简便快捷获得镁的方法，那就是用泻盐（硫酸镁）泡澡或泡脚。只需在水中放入 2~3 把盐，浸泡 20 分钟左右，镁就会通过皮肤被吸收入体内，从而起到放松肌肉、舒缓神经的作用。这种在享受独处时间的同时补充镁的方法可以有效消除压力，助你酣然入睡。

洋甘菊茶、缬草茶和柠檬香蜂草茶都具有镇静作用，可以帮助你缓解压力和焦虑。某些草药（如红景天、西伯利亚人参和印度人参）被称为适应原，可以改善中枢神经系统功能来抵消压力对人体的影响，从而减少疲劳、缓解情绪低落和焦虑的症状。适应原需要长期服用才会有较明显的效果。如果你正在考虑使用草药补剂且患有某些疾病或者正在服用某些药物，务必请先咨询医生，以免出现负面影响。

良好的生活方式不容忽视

在更年期给予自己足够的呵护至关重要，这会让你的中年之旅呈现截然不同的面貌，这意味着除了饮食结构之外，生活方式也是极其重要的方面。饮食只是压力管理这张"图谱"的一部分。改善生活方式亦是关键所在，否则无论你的饮食做得多好都无济于事。

善于照顾他人是女性与生俱来的特质，如果你有孩子，可能在过去的十年或二十年中都在全心全意地照顾孩子，确保他们有健康的身体、快乐的心情、充足的休息，以及营养均衡的食物。如果你没有孩子，你可能仍然会把其他人或其他事物放在第一位。无论是哪种情况，你可能一直没把自己放在首位，但一旦进入更年期就大不同了，很有必要另当别论。

在更年期这个一生中的关键阶段，自我关爱至关重要，所以现在正是时候学着把自己的健康和幸福放在首位，因为这样可以显著降低压力水平，缓解更年期的症状，让你的生活变得更美好。如果你尚不习惯把自己的需要置于他人之前，那么请牢记，更好地关爱自己意味着其他家庭成员也会受益。因为女性通常是家庭的核心，如果你因更年期而倒下了，那么家中的一切都会随之停摆。

缓解压力的生活方式

- 每天至少散步 20 分钟，最好是在空气新鲜的自然环境中，如公园。研究表明，亲密接触大自然可以帮助减少皮质醇的过量分泌。

- 别忘了深呼吸！闭上眼睛，做 10 下缓慢的深呼吸，这样可以减缓心率，降低压力水平以保持情绪的平静。每天至少重复做 4 次。

- 留出时间让自己独处：将独处时间纳入日常计划中，这样就有了属于自己的放松空间。

- 不要过度操劳。仔细规划你的行程安排，这样就不会因为工作会议或家庭事务而背负过大的压力，你不必时刻充当大家的"神奇女侠"。

- 尽量不在周末工作（如果在周末工作是你工作中不可避免的，那要确保一周中有其他的休息日），并且要规划好常规的假期或年假。如果可能的话，在这些休息日中不要再安排其他事情。

- 每周至少参加 3 次自己最喜欢的放松活动。例如，按摩；演奏乐器或唱歌；做一些富有创意的事情，如有关艺术的事或制作手工艺品；在大自然中散步；读书；听音乐或哪怕仅仅是泡个澡。

- 屏蔽手机、平板电脑和笔记本电脑上的社交媒体消息推送通知和电子邮件推送通知，这样你不会因随时都有可能出现的推送通知而总是处于紧张状态，并且可以自主选择何时与外界联系。放心吧，如果人们有急事找你，他们会给你打电话的。

- 每周至少安排 3 次锻炼，这将有助于调节你的皮质醇水平。

- 与家人和朋友聊聊你的症状——如果了解到你正在经历的事情，他们会给予你更多的支持和同情。

- 定期参加瑜伽课，因为伸展和呼吸练习对于放松和缓解压力有很大帮助。

- 寻求帮助。如果你担心自己的症状，请咨询医生。如果在工作中需要额外的支持，可以与你的直属上司、人力资源或职业健康部门沟通；如果在家中需要帮助，不妨与你的伴侣、最亲密的家人或密友谈一谈。你要明白，如果大家不知道你正深陷泥沼，自然无法伸出援手。

- 开怀大笑，多多益善！相比其他任何东西，哈哈大笑可以更快和更有效地降低皮质醇水平。最好的办法是多和那些能让你捧腹大笑的朋友在一起。

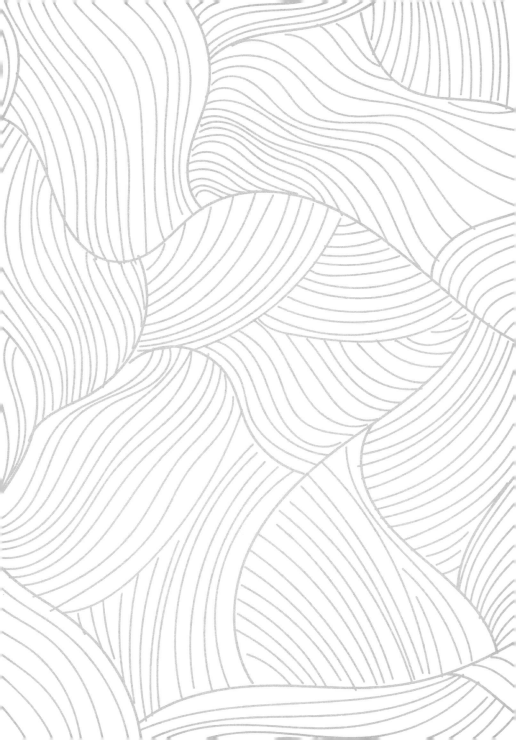

第 3 章

Common Symptoms & How To Manage Them
常见的更年期症状和对策

　　本章介绍了一些最常见的更年期症状。不用担心，这些症状不会统统出现在你身上。如果你忙到实在没有时间读完整本书，那么就请直接阅读针对自身症状的内容。你不仅能了解到为什么会有此种症状，还能找到详细的解决方案。

Vasomotor Symptoms
血管舒缩症状

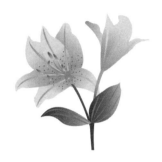

潮热和盗汗

潮热和盗汗应该是最为人所熟知的更年期症状了，以至于多年以来，大家开玩笑时把潮热这个梗都用滥了。但当它真的发生在你身上时，显然就不那么好笑了。潮热会令你陷入巨大的窘迫和痛苦中，特别是当它在工作或社交场合发作或者长期扰乱你的睡眠时。

潮热的程度有轻有重，轻则会令人偶尔感觉体温略有升高，重则会使人感觉热感迅速蔓延，并且让人皮肤潮红、汗如雨下直到全身湿透，以至于必须要换一件衣服才能出门。在某些情况下，甚至会严重到让人感觉身体在燃烧。盗汗指夜间潮热，这会严重影响睡眠质量——在睡觉时会突然被一阵热潮席卷全身，被褥仿佛变得又厚又热，甚至感觉和爱人同睡一张床都太热，非常不舒服。

典型症状

- 热感在全身蔓延
- 皮肤发红或出现斑点
- 半夜醒来并浑身出汗

- 大汗淋漓
- 心跳加速或心悸
- 潮热消退后皮肤发冷

为什么会发生潮热？

潮热发生的确切机制尚不完全清楚，但目前的共识认为生殖激素水平的下降会影响人体恒温器（下丘脑）的功能，使其误认为体温过高。此时下丘脑会通过扩张血管，激活汗腺引发潮热来让人体降温。

采取何种营养干预措施？

掌握保持血糖平衡的基础知识对改善潮热来说是最重要的一步，也是首要的一步。无论如何强调这一点都不过分，因为这将大大降低潮热和盗汗的发生频率和严重程度。如果你尚未阅读第 2 章，那么请先从第 2 章开始学习。

在你能自如地控制自身的血糖

你知道吗？

研究表明，一种被称为"有节奏的呼吸"的方法可以帮助减少潮热。与人们通常每分钟呼吸 13 或 14 次不同的是，"有节奏的呼吸"指每分钟进行 6 或 7 次缓慢的深呼吸。这也许可以解释为什么规律地练习瑜伽有助于减轻更年期症状。

平衡后，你还可以使用以下营养干预方法。让我们首先从植物雌激素开始。这些植物化合物能够与体内雌激素受体结合，有助于解决更年期带来的激素失衡问题。植物雌激素包括大豆中的异黄酮和亚麻籽、荚果、西蓝花以及茴香中的木酚素类（具体请见第 4 章，第 215~216 页）。虽然对于亚洲女性的更年期潮热症状发生率较低的原因尚无定论，但研究者倾向于用大豆中含有高水平的植物雌激素以及亚洲以植物为基础的饮食文化来解释这一现象。

说到有利于激素平衡，那就不得不提到膳食纤维。我们需要膳食纤维来帮助肝脏排出毒素，以调节激素水平。膳食纤维还能与残余激素结合并将其从肠道中排出。每天吃 5 份不同种类的蔬菜能大大增加膳食纤维的摄入量，并满足身体对其他营养素的需求，如增加了维生素 E 和植物雌激素的摄入量。平时有意识地选择全谷物食物，包括全麦面包、糙米、全麦意大利面和燕麦也有助于增加膳食纤维摄入量。

还有一些临床研究表明，吃富含维生素 E 的食物有助于缓解轻度的潮热。

许多草药也一直被用来缓解潮热。最近的研究表明，鼠尾草叶中的抗氧化剂有助于我们的体温调控机制正常运转，从而有助于缓解潮热症状。其他

> 每顿正餐和加餐都要摄入蛋白质和膳食纤维以保持血糖平衡，保证激素分泌正常。

草药，如黑升麻、圣洁莓、红车轴草或甘草根，也可能有助于缓解潮热症状。

在玛卡根中发现的抗氧化剂硫代葡萄糖苷也可以平衡激素，减少突然袭来的潮热感和大量出汗的症状。一般来说需要持续服用几周，其效果才会显现出来。

应该避免哪些食物？

如果你容易出现潮热的症状，那么避免任何可能导致血管扩张的食物是明智之举，因为这些食物会使更多的血液流向皮肤表面组织，导致皮肤潮红，并可能使你的症状恶化。典型的"罪魁祸首"包括酒精（特别是红酒），以及辛辣的食物，如红辣椒、卡宴辣椒或红甜椒粉。

食谱灵感

在早餐麦片中加入1汤匙亚麻籽和葵花子，可以同时增加植物雌激素、维生素E和蛋白质的摄入量，为血糖平衡上个三重保险。

将香蕉、2茶匙有机红玛卡粉、1/2个牛油果，1把菠菜和无糖豆浆混合，搅拌均匀，做成祛火除燥的奶昔。

在每次制作蔬菜沙拉时，加入1把鼠尾草碎，可帮助缓解潮热。

酒精还会干扰睡眠，如果你正面临盗汗的烦扰，你最应该戒掉的就是酒精。你可能会觉得睡前饮酒可以让你更快地入睡，但酒精的镇静作用会扰乱睡眠周期，反而使你更难进入熟睡状态，所以当体温发生变化时，你就会更容易醒来。

酒精也会干扰血糖平衡，让本应专注于调节激素平衡的肝脏更加忙碌。简而言之，戒酒可以大大改善潮热症状。

咖啡因有收缩血管的作用，会使心率增加并将更多的血液泵送到全身。对有些女性来说，这可能会引发潮热症状。咖啡、绿茶、可乐和能量饮料都是咖啡因的常见来源。吸烟对血管也有类似的影响，所以如果你想尽可能地减少潮热的话，最好减少吸烟。

> 戒酒——停止摄入酒精会让你脱胎换骨，精神焕发。
> 请检查一下你的咖啡因摄入量——喝咖啡、
> 绿茶、能量饮料、健怡可乐和吃巧克力
> 都会增加咖啡因摄入量。

生活方式小贴士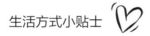

- 定期锻炼非常重要：大量研究表明，这可以显著减少潮热的发生。建议每周锻炼 300 分钟：150 分钟的日常活动，例如购物、步行上班等；以及 150 分钟的中度至剧烈运动，例如跑步、骑行或在健身房锻炼。

- 调整床上用品，添加一些轻薄的被单和薄毯，这样在夜间你感到热时就可以很容易地调整被子薄厚，以减少对睡眠的干扰。

- 购买一些由专业公司生产的适合更年期穿着的睡衣和家居服。这些衣服使用的是专门研发的纤维材质，穿起来更舒适，不像天然棉或亚麻的材质那样易湿和吸味。

- 可以试试那些带有简单的节奏呼吸练习的正念应用程序，或定期参加瑜伽课。

- 随身携带风扇。可以购买那种能够连接手机的微型风扇，当你不得不置身于炎热的房间中、公共汽车上或火车上时，这将派上大用处。

- 戒烟。

- 针灸及反射疗法可能有助于缓解潮热症状。

- 注意放松和休息。压力会使潮热症状显著加重，所以在安排日程时要留出休息的空隙，将自我独处时间纳入日程，给予自己充分的时间放松，避免过度忘我投入。

Menstrual Symptoms
月经症状

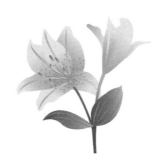

经前期综合征

    由于绝经前期激素波动较大，所以此阶段经前期综合征的症状会变得更明显。经前期综合征是指发生在排卵期后（即整个月经周期中后期）的一系列症状，通常在月经来临的前几天较为明显。它对女性的影响可谓是全方位的，症状多种多样，如情绪和记忆问题、疲劳和对甜食的渴望增加，以及腹胀和水分潴留。

典型症状

- 腹胀
- 便秘或便溏

- 焦虑
- 情绪低落或抑郁

- 乳房肿痛
- 痤疮

- 头痛
- 易激惹
- 疲劳
- 渴望甜食
- 水分潴留

为什么会发生经前期综合征？

发生经前期综合征的原因尚不完全清楚，但很显然与激素变化密切相关，有人认为是因为雌激素水平过低和黄体酮水平过高，也有人对此持

你知道吗？

据估计，超过 80% 的女性会在她们生命的某个阶段出现经前期综合征，所以你并不孤独。

相反意见。每位女性所经历的症状也不尽相同。因为在绝经前期激素波动幅度增大，这会使经前期综合征的症状加重。当接近绝经期时，可能会偶尔出现无排卵的月经周期，这会使经前期综合征中的情绪症状加重。饮食和生活方式也是影响经前期综合征的关键因素，因为它们会影响身体分泌激素和保持激素平衡的能力。

采取何种营养干预措施？

首先，营养干预必须是一个长期的、连续的方案，因为激素的波动是由月经周期变化规律决定的，如果只在临来月经前出现经前期综合征症状时才改善饮食是毫无意义的。

血糖平衡（见第 2 章）很重要，因为每次血糖水平下降时，身体都会释放皮质醇和肾上腺素。皮质醇会激发人对甜食和精制碳水化合物食物的强烈渴望，以试图纠正激素平衡，这会让你在经前对高糖食物（如巧克力）的渴

仔细阅读食物包装说明以便控制糖的摄入量。例如，
1茶匙糖的量大致为4克，不经意间摄入的糖量，累加起来，
很容易就可以达到干扰血糖的水平。

望变得异常强烈。肾上腺素会干扰黄体酮在周期后半段发挥应有的作用，引发激素失衡，从而可能导致焦虑和易激惹。

对任何正在与经前期综合征抗争的人来说，镁在多个方面都具有极大的益处。镁可以帮助任何易感到紧张或焦虑的人镇静神经系统，还可以调节肌肉功能，包括通过肌肉的收缩和舒张推动粪便在肠道移动的肠道蠕动功能——这有助于增加消化速度或缓解便秘。另外，镁还有放松头部血管的作用，可缓解由紧张或痉挛引起的经前头痛。

确保饮食中含有丰富的B族维生素非常重要，因为焦虑、情绪低落和注意力难以集中都可能与缺乏B族维生素有关。其中维生素B_6非常关键。我们需要它来产生5-羟色胺和多巴胺，而正是这些物质控制着我们的情绪，让我们产生幸福感；同时，维生素B_6还可以帮助镁在人体内更充分地发挥作用。

在核桃、亚麻籽和芝麻中发现的亚油酸属于$\omega-6$脂肪酸，在人体内可转化为γ-亚麻酸，有助于减轻经前期综合征。压力、高糖饮食以及缺乏镁、锌或维生素B_6都会抑制这个转化过程，为了更有效地满足身体对γ-亚麻酸的需求，可以服用含天然γ-亚麻酸的月见草油或琉璃苣油等补剂（见第184页）。

我们还应需要足够的锌，因为它可以促进生殖系统的高效运行，并且也有助于将亚油酸转化为 γ－亚麻酸。锌还有助于维持血液中维生素 E 的最佳浓度，而维生素 E 有助于减轻经前期综合征中常见的乳房肿痛症状。

蒲公英茶是一种天然利尿剂，有助于缓解水分潴留。甘菊茶或缬草茶具有镇静作用，有助于减轻焦虑。薄荷有缓解腹胀的作用。其他对更年期女性有益的草药包括可以缓解焦虑的圣约翰草、支持肝脏中雌激素代谢的乳蓟草以及支持激素平衡的圣洁莓。如果你正在服用药物或正在接受其他治疗，请在服用任何草药补剂之前咨询医生，以避免产生任何潜在的负面影响。

食谱灵感

在蔬菜沙拉中增加 2 汤匙切碎的核桃，以增加可维持激素平衡的必需脂肪酸、B 族维生素和维生素 E 的摄入量。

在蔬菜汤、焗菜、烤菜或炖菜中加入若干把红扁豆。红扁豆不仅会增加菜肴的醇厚感以改善口感，也会增加锌和维生素 B_6 的摄入量。

在做饭时放入几把糙米，可以帮助平衡血糖并增加镁的摄入量。如果做饭时间有限，更简便的方法是使用分装为小包装的预先加工过的速食米。

准备一些具有镇静和辅助作用的草药茶，如甘菊茶、缬草茶或柠檬香蜂草茶，来代替每天饮用的茶、咖啡或可乐。

> 目标是每天吃 5 种不同的蔬菜，以获得更多种
> 维生素和矿物质，这有助于保持激素平衡。

应该避免哪些食物？

一定要限制含糖食物的摄入量，如糖果、巧克力、烘焙食品和含糖饮料（包括果汁）。饮食中含糖量过高会破坏激素平衡并促使炎症的发生，导致腹胀或痤疮。

酒精对血糖平衡的破坏作用非常强，所以如果你经前期综合征较严重的话，那么减少酒精摄入非常重要，戒酒更为理想。肝脏的重要作用是处理和排出残余激素，从而确保你的雌激素和黄体酮保持恰当的平衡，然而代谢酒精会给肝脏增加负担以致无法有效排出残余激素。

茶、咖啡、可乐和巧克力中都含有咖啡因，减少这些食物的摄入会明显改善你的经前期综合征。咖啡因是一种强刺激物，可以干扰中枢神经系统，增加紧张和焦虑感，并导致失眠。在咖啡因中发现的甲基黄嘌呤可能是导致月经前乳房肿痛的原因。

限制盐和钠的摄入量有助于缓解水分潴留和腹胀。做饭时的用盐量要适量，还要避免食用高钠食物，如培根、萨拉米香肠或火腿和其他腌制肉类；奶酪；精加工或快餐食物，包括即食食品、比萨和汉堡。

生活方式小贴士

- 规律锻炼有助于缓解经前期综合征。运动会升高血液中的含氧水平，协助关键营养素在全身的有效运转，并促进体内毒素的排出。运动还会促进内啡肽的释放，内啡肽是大脑中的一种化学物质，有提升幸福感、积极性和警觉性的作用。

- 压力管理是关键，因为过量的肾上腺素会影响黄体酮发挥应有的作用。工作日程安排不要过满，避免过度劳累，同时定期安排一些"独处时间"，做一些可以深度放松身心的活动，如按摩、瑜伽或泡澡。

- 注意不要全日无休，要抽出固定的几个时间段，每次进行 10 次缓慢的深呼吸。这将有助于改善身体中的含氧水平，减少压力或焦虑，更好地集中注意力。

痛经

大多数女性在一生中都经历过经期不适或痛经，但由于难以启齿，所以通常会选择默默忍受。不同女性的痛经疼痛程度可能会有所不同，影响也各不相同，因为每个人的疼痛阈值不尽相同。约 20% 的女性痛经发作时的剧烈疼痛会严重影响其日常生活，有时可能会严重到类似分娩疼痛的程度。在绝经前期，部分女性的痛经程度会由原先的轻中度变为剧烈疼痛。

什么是痛经？

痛经是通常在下腹部位置出现的肌肉绞痛，这种疼痛会扩散到下背部和骨盆区域。有时是持续的钝痛，有时是剧烈的间歇痉挛型疼痛，并且通常每个月的疼痛程度和感觉都不同。根据病因不同，痛经可分为以下两类。

你知道吗？

月经周期大约需要 3 个月的时间才能根据饮食的变化发生相应的变化，恢复激素平衡也同样需要时间，所以缓解痛经症状需要一定时间。改善饮食结构一定要持之以恒，不要指望一夜之间出现奇迹。

- 原发性痛经。痛经的原因只与月经有关，而并非因为身体出现了其他病变。

- 继发性痛经。与某些身体病变有关，如子宫内膜异位症或子宫肌瘤。

典型症状

- 下腹部痉挛痛或钝痛
- 下背部疼痛
- 盆腔疼痛，且疼痛会延伸到腿部
- 恶心

- 呕吐
- 昏厥
- 疲劳
- 出虚汗

为什么会发生痛经？

来月经时，子宫会发生自然收缩以促进经血排出，通常来说你不会感受到这种收缩，但当子宫收缩变得非常明显时你就会体验到痛经。为了顺利排出子宫内膜中的血液，子宫壁肌肉会更强烈地收缩。在绝经前期，排卵的不稳定性会导致雌激素的积聚，以致子宫内膜变厚——子宫内膜越厚，宫缩可能就会越严重。这会导致子宫内的血管受到挤压，影响氧气供给并引发疼痛。

痛经也可能是由于过多的促炎性前列腺素所引起的，前列腺素是激素样物质，会使流向子宫的血液减少，导致更严重的肌肉收缩并提高疼痛受体的敏感性。原发性痛经的女性在月经周期的后半段体内通常会出现较高水平的促炎性前列腺素——可以控制血液循环和血液凝集的激素样物质。

采取何种营养干预措施？

着眼于有助于减少促炎性前列腺素累积的饮食可以从根本上改善痛经的痉挛和疼痛程度。$\omega-3$ 脂肪酸和 $\omega-6$ 脂肪酸在人体中通过一系列复杂的反应生成前列腺素。身体到底是生成促炎性前列腺素还是抗炎性前列腺素，由 $\omega-3$ 脂肪酸和 $\omega-6$ 脂肪酸在饮食中的比例而定。

$\omega-3$ 脂肪酸的转化路径会直接生成抗炎性前列腺素，这使得食物的选择变得简单明了。吃大量富含 $\omega-3$ 脂肪酸的食物，如亚麻籽、核桃和富含鱼油的鱼类，可以帮助减轻会导致痛经的炎症。然而，$\omega-6$ 脂肪酸的转化路径有两条：一条转化路径生成抗炎性前列腺素——有助于减少炎症和血块的激素样物质；另一条转化路径则会生成促炎性前列腺素，引发炎症和疼痛。（见第 184 页。）

每周至少有 5 餐含有植物蛋白，含植物蛋白的食物包括
小扁豆、鹰嘴豆等豆类以及藜麦、种子或坚果。

为了使 ω-6 脂肪酸生成抗炎性前列腺素的路径正常运转，许多具有催化剂作用的维生素和矿物质（被称为辅助因子）是必不可少的。其中包括 B 族维生素、镁、锌和维生素 C，它们都是这一过程的重要元素。镁还具有使肌肉松弛的作用，有助于缓解痛经。建议选择全食物饮食法，它将使你摄入大量的水果和蔬菜，确保你摄入足量的维生素和矿物质，让你远离痛经。

所有与激素相关的症状都可以通过改善血糖平衡而缓解（见第 2 章）。

生姜具有强大的抗炎作用，有助于减轻疼痛或痉挛，在经期时饮用生姜茶或选择做饭时加入鲜姜都对缓

食谱灵感

抗炎酱汁：把 1 小块姜擦成末与 1 小撮烟熏红甜椒粉、适量柠檬汁和蒜泥及橄榄油混合均匀。可在炒虾或三文鱼时作为酱汁使用。

自制姜黄茶：将橙子皮屑或柠檬皮屑、1 汤匙生姜末和 3 茶匙姜黄粉放入大茶壶中，加入约 600 毫升的沸水，浸泡约 5 分钟即可。

富含 ω-3 脂肪酸和维生素 C 的快手简单午餐：在烤面包上铺好切碎的西红柿和 1 小撮蒜末，最后放上沙丁鱼。

解痛经有所帮助。姜黄素是存在于姜黄中的一种化合物，也具有抗炎特性，有助于缓解痛经，在做汤、焗菜、烤菜、炖菜时不妨加入1茶匙姜黄素来调味。

一些具有平衡激素效果的草药可能也会对缓解痛经有所帮助，如黑升麻、洋牡荆树果实和当归（见第 217~218 页）。

应该避免哪些食物？

ω-6 脂肪酸是一种必需脂肪酸，对维持健康起着重要作用，所以不应该把它完全从饮食中消除，但摄入过量的 ω-6 脂肪酸可能转化出过多的花生四烯酸，从而导致炎症性前列腺素的增加。如果你选择了全食物饮食，那么饮食中的 ω-6 脂肪酸和 ω-3 脂肪酸的比例可能较恰当，但如果你的饮食中有太多精加工食品（如饼干、薯片和其他即食食品），那么就会出现问题了，因为这些食物都有富含着 ω-6 脂肪酸的葵花子油。如果你的痛经症状较严重，最好避免这些食物。

控制天然含有较多促炎性的花生四烯酸的食物的摄入量也会有所帮助，其中主要包括动物性食物，如肉类和奶酪。请在一周内交替着吃植物蛋白类食物和动物蛋白类食物，这有助于保持前列腺素水平的稳定。植物蛋白类食物包括荚果、藜麦、坚果和种子等。

不吃含有大量葵花子油的加工食品，如薯片、饼干和其他即食食品。

> 把精制糖从你的常规饮食结构中去掉，不要每天都吃
> 巧克力、糖果、蛋糕和其他含糖食物。

由于精制糖会促进炎症的发生，所以高糖饮食也是造成痛经的一个关键原因。如果你经常吃糖果、巧克力、饼干、蛋糕以及其他含糖食物或饮料，那么痛经自然会找上门。

对任何有痛经困扰的人来说，避免饮酒是一个明智的行为，这不是仅指在行经期，而是应在整个月经周期中都要避免。经常饮酒会严重破坏你的激素平衡，因为它会影响肝脏在每个月经周期结束时处理和排出残余雌激素的能力，这可能会导致残余雌激素再次进入血液循环。雌激素持续积聚会使子宫内膜变厚，导致行经时的肌肉收缩变得更剧烈，加重疼痛和痉挛的症状。酒精还极易促进炎症的发生，并会破坏血糖平衡，影响月经周期后半程的黄体酮浓度，另外，酒精还会破坏激素平衡从而导致痛经。

生活方式小贴士

- 泻盐（硫酸镁）浴有助于使紧张和痉挛的肌肉得到放松。你可以在洗澡水中加入 2~3 把泻盐，浸泡至少 20 分钟以缓解痛经。

- 虽然你可能不喜欢游泳、散步或瑜伽等这些温和的运动，但它们可以放

松肌肉和促进天然止痛药内啡肽的生成，从而缓解痛经。

- 吸烟可能会增加痛经的概率，因此戒烟或减少吸烟是明智之举。

- 热水袋或电热毯都可以帮助减轻腹部的疼痛。

月经量过多或经期紊乱

在步入更年期之前，大多数女性不太会留意月经量。真正面临更年期时，多数人普遍认为月经量会逐渐变少且每次月经间隔会变长，直到完全停经。对一部分女性来说，月经的变化规律确实如此，但对另外一部分女性来说，事情并不完全如此。记得我在 40 多岁的时候突然发觉自己好像被这些所谓常识愚弄了，因为我的经血量反而变得更多，月经持续时间更长，而且月经来得更频繁。

每位女性在经期的出血量都不同，但平均来说，经期内会损失 30~50 毫升的血液，月经量过多时失血量约为此的 2 倍。当然，如果你使用的是可吸收经血的卫生巾或卫生棉条那自然是无法准确监测出血量的，所以这组数据的实际操作意义不大。

不过，如果你必须每隔 1~2 小时更换一次卫生巾，需要倍加小心或经血总是漏到裤子或床单上，那则说明你的经血量过多。经血量大的女性的经血中也可能会出现血块，并伴有剧烈的痉挛痛。

典型症状

- 需要每 1~2 小时更换一次卫生用品
- 需要加强保护措施，如使用卫生棉条加卫生巾或使用 2 个卫生巾
- 经血总是侧漏到裤子或床单上
- 会有"血崩"的时刻
- 经血中有血块
- 月经周期变得比平均 28 天（或比你通常的周期）更长或更短
- 月经持续时间超过 5~6 天
- 经期的时候你需要确保附近有卫生间
- 必须随身携带足够的经期卫生用品

为什么会发生经血过多或经期紊乱？

在绝经前期时，雌激素和黄体酮浓度会像溜溜球一样随时上下波动。这就是血液检查不是确诊更年期的有效诊断工具的原因之一，因为激素水平相当不稳定，以至于它们在某些日子里可能看起来正常，而在其他日子里则不然。

子宫内膜脱落预示着月经期的开始，但随着卵巢逐渐老化，它们不再有规律地每月制造卵子（排卵），所以子宫内膜也不再有规律地脱落。这就是为什么有些月份并没有月经来潮的迹象。如果不排卵，雌激素的浓度会持续升高，导致子宫内膜增厚，而这需要更多的时间才能脱落，进而导致下次来月经时出血量过多，甚至感觉

> **你知道吗？**
>
> 铁的缺乏既可能是经血过多的结果，也可能是其原因。因为铁会影响血管收缩，有助于减少经期失血量。

出血不止。

经血过多也可能是由促炎性前列腺素的积聚引起的。慢性压力、超重或体重过轻也会导致月经周期不规则。如果你持续出现月经周期不规律的情况，那么咨询医生以确定是否存在身体病变是非常重要的，如子宫肌瘤、子宫息肉、子宫内膜异位症或其他疾病都有可能导致月经周期不规律。

采取何种营养干预措施？

请允许我再一次强调，平衡血糖对调节激素有非常大的作用（见第 2 章）。随着血糖水平下降，身体会释放肾上腺素。在月经周期的后半段这会干扰黄体酮的分泌，影响激素平衡，从而导致雌激素浓度升高。

多吃膳食纤维很重要，因为膳食纤维可以与残余雌激素结合并将其从肠道排出，所以饮食中富含蔬菜和全谷物有助于保持激素平衡。蔬菜富含抗氧化剂、维生素和矿物质，有助于肝脏解毒过程正常进行，其中亦包括每月经期结束后处理和消除残余雌激素。

吃富含植物雌激素的食物（见第 215~216 页），如小扁豆、鹰嘴豆和其他各种豆类，有助于保持激素平衡，防止子宫内膜中积聚雌激素过多而导致经血过多。它们也有助于改善月经周期变短的情况。

将每天吃的各种蔬菜的数量增加 1 倍，那么你的肝脏会感谢你。

将红肉换成富含油脂的鱼类（如三文鱼或沙丁鱼），并用杏仁或核桃代替奶酪，以减少饱和脂肪酸的摄入量并增加必需脂肪酸的摄入量。

如果你经常出现经血过多和血崩，那有可能面临缺铁的风险，而缺铁则会导致贫血，所以确保你的饮食中摄入足量的铁是很重要的。缺铁性贫血的常见症状包括疲劳、面色苍白、头痛和心悸。

在鱼油、亚麻籽和其他坚果和种子中发现的必需脂肪酸可以帮助调节经期出血过多的情况。身体会使用这些脂肪酸来制造抗炎性前列腺素。

B 族维生素在保持激素平衡的过程中也发挥着重要作用，因为它们在一些关键反应中起着重要作用。例如，肝脏在雌激素排出体内之前需要 B 族维生素协助其分解雌激素；在必

食谱灵感

下次制作辣豆酱时，用黑豆、芸豆和大豆的组合替换肉馅，以获得更多的植物雌激素和必需脂肪酸。

下次做焗烤菜时，用鹿肉代替牛肉或羊肉。因为鹿肉的瘦肉比例高，饱和脂肪含量要低很多，而铁含量大约是其他肉的 2 倍。

将磨碎的亚麻籽加入蔬菜汤中。这可以让你获得更多的 ω－3 脂肪酸和植物雌激素，并且其提供的额外蛋白质有助于平衡血糖。

需脂肪酸转化为抗炎性前列腺素的过程中 B 族维生素也是关键要素。

当归、洋蓍草或白毛茛等草药也有助于调节经期出血量。

应该避免哪些食物?

过量的咖啡因会扰乱你的月经周期，有可能使经期变长或变短，部分女性还会出现经血量过多的情况。咖啡因的来源比较多，要注意尽量避免茶、咖啡、热巧克力、能量饮料、可乐和巧克力等的摄入。摄入各种食物所累积的咖啡因可能会使全天内的咖啡因摄入量过多。

戒酒也将有益于你的月经。酒精不仅会破坏血糖水平，而且还会使你的肝脏忙于处理毒素，削弱其对残余雌激素的灭活和排出能力，这可能导致残余雌激素重新进入血液循环。另外，酒精还会耗损对月经有关键作用的维生素和矿物质，特别是铁和 B 族维生素。

在红肉、加工肉类和奶酪中发现的高含量饱和脂肪可能会促进雌激素的生成。它们还可能干扰必需脂肪酸的作用，并促进促炎性前列腺素的产生，使血管收缩加剧并可能加重子宫内膜异位症的症状。

要限制茶和咖啡的摄入，避免在饭前或饭后饮用它们，因为这会影响人体内铁的吸收率。

将糖和含糖食物的摄入量限制在合理范围。因为过量摄入不仅会破坏你的血糖平衡，导致激素分泌失衡，还会增加炎症发生的概率。

生活方式小贴士 ♡

- 在晚上睡觉时，除使用卫生棉条或卫生巾外也可使用经期内裤。它们由具有吸水性的高科技纤维制成，可防止经血渗漏到衣服和床单上。

- 做好充分准备！将紧急卫生用品放在随身携带的包里，在任何可能久留的地方准备一些卫生用品。

- 如果在工作时间频繁上卫生间可能会给你带来麻烦，请与人力资源部或职业健康部门沟通，以免引起不必要的误会。

Psychological & Emotional Symptoms
心理和情绪症状

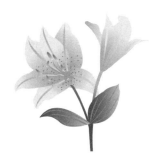

焦虑和力不从心感

焦虑和力不从心感是更年期最被低估的症状之一。在绝经前期，这类症状通常在不知不觉中降临，让很多女性措手不及。这个阶段的激素波动会使许多女性骤然失去自信或充满焦虑，哪怕既往并无抑郁、焦虑等其他精神疾病病史。

通常来说，焦虑是一种不安感，你会经常感到担忧或恐惧，症状从轻微到严重不等。在面对一些特定的挑战时感到焦虑是很自然的，而焦虑症患者则是每天都充满无法抑制的不安感和无谓的恐惧感，这些感受严重影响到日常生活。力不从心感与焦虑略有不同，但它可能引发焦虑。力不从心感的发生通常与压力有关。如当大脑接收了太多信息以至于你陷入混乱的思绪中而感到举步维艰或当你面临一件事情感到无从下手。

典型症状

- 无法消退的担忧或紧张感
- 烦躁不安、心神不宁
- 心悸
- 注意力和记忆力变差
- 感到力不从心
- 失去自信

- 无法清晰思考
- 无法分出事情的轻重缓急
- 惊恐发作
- 呼吸变浅
- 失眠

为什么会感到焦虑和力不从心？

在绝经前期，激素的波动——特别是雌激素和孕激素的波动，会直接影响情绪和心理健康。体内黄体酮水平过低会影响神经系统，让人产生紧张和焦虑感。

失眠也可能是原因之一。更年期时的激素激增和盗汗会扰乱睡眠，这会让你感到筋疲力尽，使你在忙碌又紧张的一天中保持冷静和清晰思考变得更加困难。导致焦虑的外部因素通常包括慢性压力、创伤或慢性疾病。此外，焦虑也可能是因为神经递质的不平衡，如掌管情绪的血清素和去甲肾上腺素的不平衡。同时，对某些人来说，也有遗传因素。

采取何种营养干预措施？

镁具有多重功效，尤其对缓解焦虑感和力不从心感大有助益，因为镁具有使身心放松的作用，常被用来缓解焦虑和紧张。另外，掌管着压力反应的肾上腺需要 B 族维生素和维生素 C 来维持正常的运行，所以摄入足量的 B 族维生素和维生素 C 可以帮助你缓冲压力，以及让你在面对困难的工作或难缠的人时不再感到压力骤升。

B 族维生素在支持心理健康方面也起着重要作用。维生素 B_1 和维生素 B_3 有益于改善认知健康和提高记忆力。维生素 B_5 和维生素 B_6 在神经系统功能中起着关键作用，维生素 B_6 也有助于血清素的分泌，而血清素是可以让心情变好的神经递质。维生素 B_{12} 有益于记忆力和注意力。B 族维生素这一家族中的成员相互协同，又各显神通，家族中一种维生素的缺乏可能导致另一种维生素的缺乏。B 族维生素广泛存在于各种食物中，所以只要你所食用的大部分食物来自天然食材，就不容易缺乏 B 族维生素。唯一的例外是维生素 B_{12}，因为它只存在于动物性食物来源中，如肉类、鱼类或鸡蛋中。因此，素食人群可能需要额外的营养强化食品或补剂。

低血糖是引发焦虑的常见因素。无论你有多忙碌，也要尽量避免跳过一餐或摄入大量的糖。因为这两种情况都会导致血糖崩溃，促使身体释放应激激素，加重你的焦虑感。有规律地摄入营养均衡的正餐或补充加餐（富含蛋白质和膳食纤维）是实现血糖平衡的最佳方法（见第 2 章）。

尽量少食多餐，
避免两餐间隔太久而导致血糖崩溃。

59

铁的缺乏也会引起心悸和焦虑感。如果你有经血量过多或血崩的症状，请务必多吃富含铁的食物。如果症状仍然持续，请去医院进行血液检查。

血清素、多巴胺、肾上腺素和去甲肾上腺素都与情绪和心理健康密不可分。这些神经递质的浓度过低会让你感到焦虑、昏昏欲睡和失去动力。存在于蛋白质类食物中的氨基酸是制造这些神经递质的原材料，因此饮食中含有足够的蛋白质非常重要，然而很多女性恰好容易忽略这一方面。

牛磺酸（一种氨基酸）对人体有镇静作用，有助于缓解焦虑。它只存在于动物蛋白来源中，如肉类、鱼类和鸡蛋，而不存在于植物蛋白来源中。但是只要饮食中含有足够的维生素 B_6，牛磺酸也可以由肝脏自行生成。

食谱灵感

舒缓身心的绿色果汁：混合两把菠菜、半个牛油果、半根香蕉、半根黄瓜和少量柠檬汁，用机器打匀即可。

炒菜时加入一些天贝块。天贝是经过发酵的大豆制品，是蛋白质和植物雌激素的极好来源。

在炒菜、沙拉和汤中都可以加入一汤匙南瓜子，具有增加镁、ω－3 脂肪酸和蛋白质的三重功效。

确保每顿正餐和加餐都含有某种形式的蛋白质，以帮助身体获得合成与情绪控制相关的神经递质时所需的氨基酸。

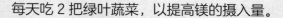

每天吃 2 把绿叶蔬菜，以提高镁的摄入量。

吃大量富含 ω-3 脂肪酸的食物可以帮助你感到放松和更易集中注意力，因为必需脂肪酸是大脑细胞膜的关键组成部分，必需脂肪酸摄入不足可能会影响神经通路。富含 ω-3 脂肪酸的鱼类被称为大脑食物可真是名副其实呢！其他 ω-3 脂肪酸的优质来源包括坚果和种子，尤其是亚麻籽。

含有植物雌激素的食物，如发酵大豆、茴香和亚麻籽，也可能有助于调节激素波动，缓解焦虑。

有镇静作用的草药也会有所帮助。圣约翰草以帮助缓解焦虑而闻名，但在使用前需要咨询医生，因为它可能与一些药物相互作用。还有些研究表明，服用人参可以帮助提高抗压能力和减少焦虑。最近的一项研究指出，玛卡根、胡芦巴和茴香对缓解焦虑有效。一些草药茶，如缬草茶、甘菊茶、西番莲茶和柠檬香蜂草茶也可能有助于减少由压力引发的轻度焦虑。

应该避免哪些食物？

减少摄入咖啡因或戒掉咖啡因可能会为你带来更多益处。虽然咖啡因可以让你在短期内变得精神抖擞，但由于它的刺激性较强，摄入过量会导致失眠和神经系统紊乱，让人产生紧张和焦虑感。过多的咖啡因也会使血压升高，并可能导致心悸。

代谢咖啡因的能力可能会直接影响你的焦虑程度。这种能力因人而异，代谢水平高低取决于肝脏中分解咖啡因的酶的水平。尝试用日记的形式记录每日出现了哪些症状可能对你有所帮助，因为通过这个方法可以将咖啡因摄入量与焦虑发作的频率和程度关联起来。咖啡、茶、可乐、能量饮料、巧克力、一些非处方止痛药和感冒药都含有咖啡因。（有关剂量的信息，请参见第 142 页。）

你知道吗？

绿茶中的咖啡因含量和红茶相同，所以如果你需要限制咖啡因摄入量的话，不妨用草药茶（如薄荷茶、甘菊茶或缬草茶）代替绿茶。

酒精会破坏我们大脑中的化学物质，影响掌控我们情绪的神经递质的平衡。虽然刚开始喝酒时你可能会放松和兴奋，但随着酒精的代谢，焦虑水平就会提高。

烘焙食品、糖果和巧克力或含糖饮料中的大量精制糖会扰乱血糖水平，从而引发焦虑。

生活方式小贴士

- 深呼吸可以让你的神经系统迅速恢复平静。试着一边慢慢地吸气一边数到 4，然后再一边呼气一边数到 4。重复几次。

- 泡泻盐浴（硫酸镁浴）不仅能获得宁静的"自我专属时间"，也会增加体内镁的含量。在浴缸中加入 2~3 把泻盐，浸泡约 20 分钟。镁会经皮肤吸收入体内，助你消除紧张情绪。

- 大量的研究表明，对焦虑的人来说正念是非常有益的活动。在智能设备上下载一些正念练习的应用程序，尝试跟着练。

- 认知行为疗法可以为焦虑症患者提供有效应对措施。如果焦虑症状仍然持续，请咨询专业医生。

- 有规律地锻炼有助于缓解轻度焦虑，因此请确保提前安排好每周的锻炼时间，以免被其他活动占用时间。

- 身处大自然有助于减轻压力和焦虑。试着利用午餐时间在公园中或河边散步，让忙碌了一上午的大脑进行放松和修整。

情绪低落或抑郁

激素可能会严重影响人的心情，如果你经常受到经前期综合征的困扰，可能对此深有体会。在绝经前期，心情可能会像坐过山车，前一分钟还情绪高涨而下一分钟就跌入谷底了；或者你的情绪可能会持续的低落和沮丧。

其实，大多数人时不时都会有点情绪低落；在我们繁忙的生活中，情绪有高低变化是很自然的事情。在大多数情况下，这些感觉会在几天后消失，要么是因为你适应了触发情绪问题的情况，要么是问题得到了解决。如果你持续感觉低落，并超过 2 周，那么这就与确诊抑郁症的临床症状相吻合，最好向医生寻求建议。

无论是对自己来说还是对身边的人来说，喜怒无常都是一件令人头痛的事。如果你平日里随和冷静，那这种变化更会令人感到不安。但是，你要知道，在更年期前后这段激素发生波动的时间里，出现情绪脆弱的症状是非常普遍的。如果这种症状持续存在，并且严重影响了你的人际关系、处事能力或日常习惯，那么最好先去咨询医生，以排除是由其他病变而引起的情绪波动。

你知道吗？

对所有情绪低落或抑郁的人来说，放声大笑都是一个很好的释放，研究表明，开怀大笑会显著减少应激激素。

典型症状

- 极易伤感
- 会突然想哭
- 易激惹或愤怒
- 非常急躁或极易不耐烦
- 感到悲伤或情绪低落
- 焦虑
- 低自尊感或自卑
- 失眠

- 觉得生活无趣
- 很难集中注意力
- 感到悲观失望
- 丧失斗志
- 疲劳
- 性欲下降
- 孤僻封闭，逃避与人交往

为什么会情绪低落或抑郁？

一些女性在临近更年期时出现的情绪低落或抑郁，可能是雌激素水平的下降导致的。雌激素在女性身体各个系统中都发挥着重要作用（这也是为什么更年期的症状多种多样），在大脑中也不例外。大脑中的雌激素受体会影响掌控人类情绪的神经递质（血清素）的浓度。血清素能够使人感到快乐并有调节睡眠的作用。因此，女性在绝经前期和绝经期内出现一系列的心理症状和情绪波动也就不足为奇了，不过这些症状和情绪波动通常会在身体适应激素变化后消失。有严重经前期综合征或产后抑郁症史的女性更有可能受到更年期情绪低落的袭扰，因为她们对激素的变化更为敏感。

格外重要的一点是，要把需服用抗抑郁药的临床抑郁症与受激素变化驱动的情绪波动区分开来，因为后者可以通过改善雌激素水平得到有效缓解。现实情况是，后者很容易被误认为是抑郁症。最近的研究表明，许多在更年期情绪低落的女性被误诊为需要服用抗抑郁药。如果你在服用抗抑郁药后和（或）改变饮食和生活方式后没有取得任何进展，可以尝试激素替代疗法，它在缓解情绪低落和抑郁症状方面可能会有效果。

饮食结构不均衡或肠道吸收不良，都会造成某些关键营养素的缺乏，从而对你的心理健康产生影响。近年来越来越多的研究显示肠道健康和心理健康密不可分。消化道内壁有一个由大约 1 亿个神经组成的复杂网络（被称为肠神经系统），它通过迷走神经与大脑交流，将信息从肠道传递到大脑。这些信息中包含着身体状态的最新消息，以便大脑可以进行适当的调整以维持我们身体各个系统的平衡。然而，如果你的肠道处于非健康状态，如正在经历腹胀或不适，那么它就会向大脑发出警报信号，从而引发焦虑或情绪低落。

我们肠道中的细菌（被称为肠道微生物群），也在心理健康中发挥着作用，所以确保肠道中有益菌群的最佳水平很重要。因为这不仅能使我们的消化系统运行更顺畅和健康，还有助于能使心情变好的神经递质血清素产生。事实上，体内大约 90% 的血清素是在肠道中产生的。

另外，其他神经递质的失衡同样会影响你的心理健康：多巴胺或去甲肾上腺素的缺陷亦会导致抑郁，丧失斗志和记忆力变差。

压力也是导致情绪低落或抑郁的关键因素，在 40~50 多岁的时期有太多的事务需要女性去操劳。更年期时，除了面对令人不安的身体和心理症状外，还有可能也面临重新审视与伴侣之间的关系、遭遇空巢综合征、考虑职业转型、承担照顾家庭的责任或经历丧亲之痛。无论如何，这都不是一个轻松的人生阶段，如果你正在亲历这些充满压力的事件，那因此而产生情绪低落或抑郁也不足为奇。此外，容易抑郁也可能是家族遗传。

采取何种营养干预措施？

当涉及心理健康时，确保血糖平衡至关重要（见第 2 章），因为低血糖会让人感到焦虑、烦躁和精神紧张，并扰乱激素水平。

身体必须依赖某些氨基酸才可以制造那些掌控我们情绪的神经递质。如我们需要色氨酸来生产血清素；酪氨酸用于生产多巴胺和去甲肾上腺素；而苯丙氨酸，则会在体内转化为酪氨酸。氨基酸存在于高蛋白食物中，吃含有完全蛋白质的食物是确保体内氨基酸平衡的最佳方法（见第 180~181 页）。

> 每顿正餐和加餐都要摄入蛋白质，并确保全天中至少有一次吃的是含完全蛋白质的食物，如鱼类、瘦肉、鸡蛋、大豆或藜麦。每天吃 6~7 个生核桃，以确保摄入足量 ω-3 脂肪酸。

大脑主要由脂肪组成，必需脂肪酸在确保大脑和神经系统的正常功能方面起着关键作用。情绪低落或抑郁可能与体内的 ω-3 脂肪酸水平低有关。

贫血也可引发轻度焦虑，而人体内储存铁耗尽在经血过量或血崩的女性中非常常见。B 族维生素在支持神经系统健康方面也起着关键作用，更年期抑郁也可能与维生素 B_3、维生素 B_6 或维生素 B_{12} 的缺乏有关。

缺乏锌可能是情绪低落的另一个因素，因为锌在大脑的神经通路中起着至关重要的作用，一些研究表明它可以帮助缓解抑郁。

如果你出现喜怒无常，并且脾气愈来愈暴躁，镁可能对你有很大的帮助，因为它有镇静神经系统的作用，帮助你提升心理弹性，让你在应对日常生活的压力时不再感到焦头烂额，神经不会绷得太紧。

缺乏维生素 D 也会导致情绪低落，特别是在冬季暴露在阳光下的时间减少时。如果你易受季节性情绪失调侵扰，补充维生素 D 将助于改善你的情绪和整体健康状况。

高膳食纤维饮食有助于优化肠道有益菌的水平，支持肠－脑轴功能。最近的研究表明，食材多样性是实现这一目标的最佳方法——摄入更全面的、不同种类的全谷物和蔬菜比每餐一直吃同样的 3 种蔬菜效果更好。发酵食物，如开菲尔酸奶、酸菜、泡菜、天贝或红茶菌都对肠道健康非常有益，因为伴随发酵过程会有更多的有益菌出现。活性强的普通酸奶也可以提供足够维持肠道健康的有益菌。

食谱灵感

富含 B 族维生素的开放式三明治：面包上铺上一层蒜末煎蘑菇，再加 1 勺法式酸奶油和一些欧芹碎，就非常美味了。

蔬菜汁或奶昔中加入 1 汤匙火麻仁，以增加完全蛋白质的摄入量。

吃蔬菜沙拉时搭配 1 个水煮蛋，二者的组合会增加蛋白质、锌、B 族维生素、铁和镁的摄入量。

尝试自制开菲尔酸奶。开菲尔酸奶的菌种可以在网上轻易购得，如果你正在执行无乳制品饮食法，可以使用椰子汁代替牛奶。

有些草药茶也可以帮助调节情绪：如最近感到易激惹和有压力时，不妨饮用具有镇静作用的甘菊茶、柠檬香蜂草茶和缬草茶。对情绪低落或抑郁的人来说圣约翰草会有一些用处，还可服用五羟色胺补剂， 它可以在体内转化为色氨酸， 促进血清素的生成。然而，这两种补剂都会与抗抑郁药相互作用，所以如果你正在服用治疗情绪低落或抑郁的处方药，你是不适宜服用这两种补剂的。

最近的一项研究表明，某些草药可以帮助缓解更年期时的情绪低落或抑郁，特别是胡芦巴、蛇麻草（俗称啤酒花的一种植物）和茴香。研究还显示，黑升麻或红车轴草可以帮助缓解一些常见的情绪不适症状，如心烦意乱或喜怒无常。

应该避免哪些食物？

限制你的咖啡因摄入量。作为一种强效刺激物，咖啡因可以作用于大脑，摄入过量时，会对神经系统产生影响，让你紧张，焦虑或烦躁易怒。（见第142页）。

虽然你可能认为喝酒能让心情嗨起来，但实际上，酒精是一种天然的抑制剂，它会改变大脑中化学物质的平衡。刚开始喝酒时，你可能会感到自信爆棚，因为酒精会影响大脑中调节抑制的部分，但越喝越多后，越来越多的负面情绪会涌现出来，从而导致情绪低落或抑郁。如果这个过程你听起来似曾相识，或者曾听身边人说过当你喝酒后会像变了一个人似的，那么建议你减少饮酒或彻底戒酒。做到这点后，你的情绪也会变得更加平稳。

高糖食物和精制碳水化合物的摄入量应控制在最低范围内，以避免它们对血糖平衡产生影响，进而影响你的情绪。如果你容易感到情绪低落，建议减少含有阿斯巴甜的健怡可乐的摄入量。一些研究表明它可能会干扰血清素的产生。

食物不耐受的表现多种多样，常见的症状包括消化问题、头痛、皮肤问题或关节痛。但很多人可能不知道，情绪低落也可能是食物不耐受的表现，一些较敏感的人更易受其影响。如果你怀疑自己对某些食物不耐受，不妨用记录的形式找出可能潜在的食物诱因，记下吃过何种食物后出现何种症状，然后禁食此食物 2~3 周，看看症状否有所缓解。

生活方式小贴士

- 认知行为疗法是一种常见的谈话疗法，在缓解情绪低落和抑郁方面非常有效。如果你想尝试此疗法，不妨咨询你的医生以获得转诊。

- 研究表明，正念对情绪波动较大或情绪低落的人非常有帮助。市面上的许多正念应用程序都可以帮助你进行简单有效的练习。

- 练习瑜伽会有很大帮助。练习缓慢、均匀的呼吸，可以镇静神经系统、降低应激激素，从而起到调节情绪的作用。

- 如果你正在与情绪低落或抑郁作抗争，定期锻炼非常重要。剧烈运动会使你的体内释放一种叫作内啡肽的化学物质，这种化学物质会让大脑自

然地嗨起来，明显改善你的情绪和整体健康状况。

- 每天花些时间在户外活动活动，最好是在自然环境中。研究表明，在大自然中散步非常有益于缓解压力、情绪低落或抑郁。

- 一些辅助疗法，如反射疗法、针灸或芳香疗法，都可以起到放松和镇静的作用。

- 安排定期的独处时间给自己放松、时不时给大脑放空的机会、安排按摩或参加其他任何可以让你感到放松的活动，如艺术方面和手工艺等创意活动、听音乐或读书。

- 与朋友和家人谈心，让他们知晓你所面临的挑战。与其他同样正在经历更年期的女性分享你的经验可能会有很大的帮助。

- 睡眠对于人的心理健康是异常重要的，因此请确保每天能尽早上床以获得充足的睡眠（有关如何改善睡眠的详细建议，请参见第144~149页）。

脑雾和健忘

如果你的记忆力一直非常敏锐，但突然发现自己一直记不住别人的名字、进入一个房间后却忘了要做什么，或者想不起来把钥匙放哪儿了，那确实会让人感到不安。这些症状自然会容易让人联想到是某些严重疾病的征兆，而这很可能只是你的激素在作怪。

脑雾会让你感到意识模糊、缺乏头脑清晰性，以致于感觉你的大脑不像以前一样灵活敏锐。脑雾会对你的分析判断力造成影响，并使你很难回想起事情，记忆力减退。

典型症状

- 健忘
- 难以集中注意力
- 学习新知识或接受新信息变得困难
- 常把东西放错位置
- 思维紊乱或感到无所适从
- 缺乏头脑清晰性
- 容易分心或做事失去条理
- 焦虑

为什么会发生脑雾？

更年期内发生的激素紊乱会使你的认知能力下降，因此当你的身体正经历这种激素变化时，出现脑雾或健忘的症状并不罕见。其实雌激素不仅仅存在于我们的生殖系统中，我们的大脑中也有支持神经功能的雌激素受体。绝经前期激素水平骤降，会影响我们接受、处理和记忆信息的能力。

某些关键营养素的缺乏会直接损害记忆功能和注意力。神经递质在认知功能中起着关键作用，其通过复杂

你知道吗？

经常进行有节奏的呼吸，比如边慢慢地吸气边从1数到4，然后再在慢慢呼气的同时从1数到4，重复至少10次可以帮助大脑增加氧气供应，从而改善认知功能，缓解可能由压力而导致的脑雾。

的通信过程传递信息和建立联系，就像 20 世纪 50 年代的老式电话总机中的大量电线形成的线路一样繁杂。如果你的头脑一片空白，很可能是因为在这个过程中出现了短路，其原因有可能是缺乏神经递质或缺乏制造神经递质所需的营养物质。谷氨酸是参与学习和记忆的神经递质；去甲肾上腺素可以支持注意力和专注力；而思维过程、学习过程和记忆力都离不开乙酰胆碱。

脑雾和思维不清通常也是肠道念珠菌过度繁殖的常见症状。念珠菌是一种天然存在于消化道和阴道中的酵母菌，当其数量过多时会引发一系列令人不适的症状，包括脑雾、健忘、便溏、便秘、腹胀、排气增多、疲劳、渴望高糖食物和鹅口疮。

引起脑雾的其他常见原因包括压力、睡眠不足、食物过敏、血液循环不良和包括甲状腺疾病、纤维肌痛综合征或慢性疲劳综合征在内的一些疾病。另外，脑雾也可能是服用某些药物所引起的副作用。

采取何种营养干预措施？

从平衡血糖开始。如果你的血糖经常在全天中反复经历峰值和低谷，那么这将直接影响你的认知功能，因为大脑需要稳定的葡萄糖供应才能正常运行。每当血糖崩溃时，你的思维也会跟着变得混乱，因为集中注意力和处理信息的能力会因血糖崩溃而受损。低血糖还会触发皮质醇和肾上腺素的释放，很显然，这对你没有益处。有关如何平衡血糖的更多信息，请参阅第 2 章。

身体需要使用蛋白质类食物中的氨基酸来制造神经递质，这些化学信使负责传递帮助大脑处理和储存信息的信号。这也是饮食要遵循血糖平衡的原则的另一个原因。因为这样一来，维持正常认知功能所需的营养物质将能得到持续稳定的供应。

B 族维生素在心理健康中起着关键作用，维生素 B_1、维生素 B_3、维生素 B_{12} 和维生素 B_9（叶酸）的缺乏会影响记忆力和注意力。胆碱是另一种类似于 B 族维生素的营养素，主要存在于含有脂肪的天然食物中。如鸡蛋中含量较高。贝类和鳕鱼中也含有胆碱，西蓝花中也有少量胆碱。胆碱在大脑处理信息的过程中起着关键作用，缺乏胆碱会导致记忆力变差和难以集中注意力。

鱼类通常被认为是健脑食物，这主要是因为富含脂肪的鱼类（如三文鱼、鲭鱼和沙丁鱼）中 ω-3 脂肪酸含量丰富。

食谱灵感

早餐时，在麦片或粥中添加一把蓝莓和 1 汤匙亚麻籽，可以获得对增强记忆力有帮助的类黄酮和 ω-3 脂肪酸。

炒蛋搭配焯水或煎熟的菠菜，以增加类黄酮、B 族维生素和胆碱的含量。

姜黄茶：在 500 毫升热水中放入 1 汤匙姜黄粉、生姜末、橙皮屑，拌匀即可。

重新评估你的糖摄入量，巧克力、糖果、蛋糕或饼干可当作偶尔的享受，而不是每日必需。

> 早餐时，用活性较强的普通酸奶替换牛奶与麦片或
> 粥一起食用。酸奶可以提供身体每日所需的益生菌，以维持
> 肠道中细菌和酵母菌之间的正常平衡。
> 每天至少吃 5 份不同的蔬菜，以增加膳食纤维、
> 维生素 C 和类黄酮的摄入量。

磷脂酰丝氨酸和 α 硫辛酸是支持记忆和认知功能的化合物；虽然它们都可由人体自行生产，但通过饮食摄入二者可以帮助维持其在体内的最佳水平。磷脂酰丝氨酸常见于动物内脏、白芸豆和大豆中，而 α 硫辛酸在大多数食物中都有少量存在。在支持大脑健康和认知功能的补剂中通常会见到二者的身影。

缺铁会导致健忘，绝经前期内出现月经量过多的女性非常容易贫血。红肉、沙丁鱼、荚果、菠菜和西蓝花都是补铁佳品。

含有蔬菜和全谷物的高膳食纤维饮食有助于维持消化道中酵母菌的正常数量，降低肠道中念珠菌过度生长的风险。在饮食中，要额外注意增加富含天然益生菌的食品的摄入量，如活性强的普通酸奶、开菲尔酸奶或酸菜和泡菜等发酵的蔬菜。

在蓝莓和菠菜中发现的类黄酮具有支持认知功能和改善记忆力的作用。

这些植物化合物是强大的抗氧化剂，具有抗炎作用。另一种抗炎药是存在于姜黄中的姜黄素，它被认为可以保护大脑，避免记忆力因自由基伤害而衰退。

维生素 D 不仅对骨骼健康很重要，而且对心理健康也很重要。研究表明，缺乏维生素 D 会影响认知功能，导致记忆力变差和脑雾。由于天然食物中含有的维生素 D 非常少，因此建议使用相关的补剂，尤其是在很少接触到阳光的冬季。

应该避免哪些食物？

要限制巧克力、糖果、烘焙食品和含糖饮料中精制糖的摄入。其中的糖分会破坏血糖平衡，从而直接影响你的专注力。高糖饮食中的糖分会激活肠道中的酵母菌，进而增加念珠菌过度生长的风险。

如果你曾被诊断出念珠菌过度生长，那么从饮食中去除糖和精制碳水化合物应该有助于减少肠道中的酵母菌。你可能会在互联网上看到一些极端的"消除念珠菌"饮食法，它们要求去除含碳水化合物的食物，包括水果和淀粉类蔬菜。然而，我并不建议你这样做，因为如果这么做的话，念珠菌只会另外寻觅其他的替代食物来源，开始以消化道细胞中的蛋白质和脂肪为食，造成消化道损害。

解决念珠菌过度生长的明智方法是减少精制糖的摄入（如减少糖果、烘焙食品和含糖饮料的食用量），你可以将它们换成复合碳水化合物类食物，如全麦面包、糙米、燕麦、蔬菜。对于水果，则要选择低糖水果（如苹果或浆果），而不是糖分高的热带水果。应该像这样通过调整饮食的方法逐渐减少念珠菌的数量，而不是直接将它们饿死，这可以避免因念珠菌极端激烈反应而造成的消化道损害。如果你正考虑对念珠菌采取营养干预的方法，最好先咨询营养师，以确保没有把某些重要的食材种类剔除或造成不必要的负面影响。

务必将酒精摄入量保持在最低限度。经常饮酒会破坏认知功能，过量饮酒通常会导致健忘。酒精也会降低睡眠质量，因为酒精会扰乱睡眠周期，延长睡眠中的快速眼动阶段——大多数梦境发生的时间，并减少深度睡眠时间。持续的睡眠不足会使人难以集中注意力，降低处理信息的效率。

我们的大脑是由脂肪组成的，如果你想提高思维敏锐度、集中注意力和专注力，极低脂肪含量的饮食结构会使你背道而驰。

生活方式小贴士

- 定期锻炼，其中包括较剧烈的运动，因为这会增加大脑的供血量，提供支持认知功能所需的重要营养素。

- 减少与那些让你感到压力的人或事的接触，并进行一些温和的放松活动，例如按摩或泻盐（硫酸镁）浴（参见第 63 页）。

- 切忌超负荷工作，避免你的大脑过于疲劳。重新检查你的工作日程安排，确保已经留出时间在工作的间隙休息；不要把各种社交活动安排得太紧凑，以免过度劳累。

- 每周至少有 3 天在晚上 10 点前上床睡觉，并在睡前至少 1 小时内避免使用电子设备和查看社交媒体，以放松思绪，让大脑做好入睡准备。

- 在夏季的几个月中，多花些时间沐浴在阳光下，阳光中的紫外线 B 段射线在此季节的强度足够支持体内维生素 D 的产生。

- 下载正念应用程序到智能设备上，以帮助大脑保持平静和思绪清晰。

性欲下降

许多中年女性都有性趣下降的问题。当你在与伴随更年期而来的种种症状作斗争时，对于性爱毫无兴致其实不足为奇，但无论怎么说终归也算是平添了另一件使生活索然无趣的烦心事。

典型症状

- 对性爱的兴趣降低
- 性唤起困难
- 始终对性爱提不起兴致

- 对任何类型的性行为都没有兴趣，包括自慰或性幻想

为什么会发生性欲下降？

导致性欲下降的原因有很多，如情绪不健康、体形自卑和身体不适，这些因素都在性唤起过程中起着负面作用。当然了，这还没把更年期前后发生

的性激素紊乱算在内。

睾酮可能是其中的原因之一，它不仅是一种男性才有的激素，女性也有。女性体内的睾酮虽没有男性那么多，但它也是女性体内性激素的重要组成部分，对于激发精力、诱发性

你知道吗？
　　一两块黑巧克力有助于提升性趣。因为它可以提高大脑中血清素的含量，让人的身心充满幸福感。

唤起和性动机都起重要作用。同时，它对肌肉力量、认知功能和情绪调节来说也非常重要。到 45 岁左右时，卵巢中分泌的睾酮的量会减少约原有量的50%，尽管睾酮也像雌激素一样，在肾上腺中也会有少量分泌，但其分泌量的减少仍然可能是你丧失性欲的因素之一。

对我们中的许多人来说，性唤起实际上是在头脑中发生的，因为大脑中有控制着我们的快感、动机和唤醒的神经递质，如多巴胺和血清素。这些神经递质的失衡会导致情绪低落和抑郁，性欲下降是二者的症状。慢性压力几乎毫无疑问是罪魁祸首之一，因为它会导致肾上腺过度疲劳，从而可能会影响睾酮的分泌。通常伴随更年期而产生的身材自卑也会影响你的情趣，因为一个觉得自己不够性感的人是很难向伴侣传递出爱欲的。

许多其他典型的更年期症状也会让你不由地生出"今晚还是算了吧"的念头。例如，没有人会在头痛或疲惫不堪的时候想做爱。

消化问题，如腹胀也会令你无法轻松愉悦地享受性爱，结果只能是难以尽兴。

性欲下降也可能源于身体的实际情况。雌激素水平的下降而导致阴道干燥或阴道萎缩，压力造成的阴道肌肉紧张，都会导致性交疼痛，这无疑会令人的性欲降低。

糖尿病或者甲状腺功能低下等疾病以及服用某些药物也会影响你的性欲，所以如果性欲下降持续了较长时间，请先咨询医生以获取相关建议。

采取何种营养干预措施？

镁对于提升性欲也有很大帮助，因其是天然的抗紧张物质，可以帮助降低导致性欲下降的压力和焦虑水平。镁可以起到减少头痛和偏头痛的作用，因为其可以使血管和肌肉放松，而二者的紧张正是导致头痛的常见原因。镁也有助于阴道和骨盆区域的肌肉放松，促进皮肤渗透。

饮食中含有丰富的必需脂肪酸很重要，因为胆固醇的合成离不开必需脂肪酸，而胆固醇又是制造性激素必需的。如果你正面临性欲下降的情况，低脂饮食或无脂饮食就不适合你。如果阴道干燥的问题正在困扰你，那必需脂肪酸也有助于使外阴和阴道恢复润滑（见第 182~184 页）。

选择全脂酸奶和鹰嘴豆泥：因为它们的味道更好，饱和脂肪酸含量相对较低，含有支持性欲所需要的必需脂肪酸。

除此之外，如果仅仅是因为在结束一天事务后太疲劳了而没有力气做爱，那么你可能缺乏铁或维生素 B_{12}，它们在细胞产能的过程中至关重要。去医院做一个简单的血液检查就可以知道自己是否缺乏铁或维生素 B_{12}。在绝经前期出现经血过多或血崩可能导致缺铁性贫血；慢性压力则会大量消耗体内维生素 B_{12}。此外，纯素饮食也可能是缺乏维生素 B_{12} 的原因之一，因为维生素 B_{12} 只存在于动物性食物来源中。

保持性激素平衡也是维持最佳性欲状态的关键，摄入含有植物雌激素的食物可能在多个方面都有所帮助，因为植物雌激素具有与内生雌激素相似的作用，可能有助于缓解会导致性欲降低的某些更年期症状，如阴道干涩、潮热汗出、头痛或疲劳。

血糖平衡（见第 2 章）亦很重要，因为性激素水平的调节与其密切相关。要着重注意蛋白质和复合碳水化合物的摄入，这不仅能够刺激多巴胺（刺激

食谱灵感

提供必需脂肪酸的美味鱼肉酱：在料理机中放入四五片烟熏三文鱼、1 小块软奶酪、1 汤匙法式奶油和适量柠檬汁，打碎后拌入莳萝碎和喜欢的调料即可。

犒劳自己一顿富含镁和 B 族维生素的午餐：把 1 个牛油果压成泥后拌入鲜榨柠檬汁和一小撮红甜椒粉。把拌好的牛油果泥涂抹在 1 片黑麦吐司面包上。

炒蔬菜时，用腌好的豆腐块和一把腰果代替肉类，以获取更多的植物雌激素、镁和铁。

> 每天早餐时，在粥里或麦片里加入 2~3 茶匙玛卡粉。

大脑中奖赏受体的神经递质）的分泌，从而提高对性爱的渴望，还有助于使心情变愉悦的神经递质血清素的生成。

玛卡粉非常有助于提升性欲。其他草本植物如银杏、红参和胡芦巴亦可能有同样效果。

应该避免哪些食物？

吃得过饱或餐食过于丰盛可能会引起胀气，从而影响自信和心情，使你对于性爱这件事变得意兴阑珊！

摄入大量的精制碳水化合物，尤其是小麦，会导致一些肠胃敏感的人出现腹胀的情况，所以对这些人而言，尽量避免食用比萨饼、意大利面或面包等食物无疑是明智之举。另外，豆类也会导致胀气，因此最好适量食用，因为在激情时刻突然噗噗放屁可谓大煞风景。

长期选择低脂酸奶、鹰嘴豆泥等食物无助于恢复性欲，因为体内性激素的生成绝对不能没有脂肪。

要限制酒精的摄入量，因为酒精会消耗大量的 B 族维生素，而 B 族维生素在与产能相关的一系列反应中都发挥着重要的作用，体内缺乏 B 族维生将酒精摄入量限制在每周最多 6 个单位（见第 148 页），即大约 3 杯 175 毫升的葡萄酒、3 杯双份金汤力鸡尾酒或 2 瓶 330 毫升的拉格啤酒。

素会导致身体疲劳。另外，身体调节压力的反应也需要 B 族维生素的帮助。如果体内的 B 族维生素含量低，那最直接的表现就是你根本没有精力做爱、身心疲惫、爱欲之火很难被点燃。酒精还会造成激素不平衡，阻碍其他支持能量产生的关键微量营养素（如铁、锌和维生素 C）的吸收。

如果性欲下降是因为疲劳问题，那么，你还要注意茶和咖啡的摄入量，请尽量远离它们，因为这些饮品会阻止铁的吸收，你正在服用的铁补剂很可能会随着这些饮品一起排出体外。

生活方式小贴士

- 由于镁有放松神经和肌肉的作用，在忙碌了一整天后泡个泻盐（硫酸镁）浴可以明显降低压力水平（见第 63 页）。

- 有规律地进行体育锻炼可以提高你的性欲，因为运动可以促进血液循环，将更多的氧气输送到全身各个器官，提高体能和激发性动机。

- 如果你经常在晚上感到太疲惫而无心做爱，可以尝试在精力充沛的时候进行，如刚睡醒午觉时或在周末晨间。

- 如果压力或焦虑是导致你性欲降低的主要原因，那可以尝试按摩、反射疗法和针灸，它们都可以使身体放松，会对提升性欲产生积极影响。

- 天然润滑剂有助于缓解阴道干涩——如果使用避孕套请配合水基润滑剂，因为油基润滑剂不适合与避孕套一起使用。

- 与你的医生商量是否能在阴道中使用局部雌激素，以帮助减轻阴道干涩症状，避免性交疼痛。

Genito-urinary Symptoms
泌尿生殖系统症状

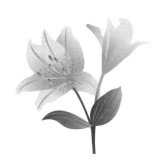

阴道干燥和阴道萎缩

阴道萎缩是指阴道上皮组织开始变薄，以前饱满有弹性的肌肉开始萎缩，有时还可能会发炎。

阴道干燥是阴道萎缩最常见的症状，给更年期女性带来极大的不便和不适，影响性生活质量。

在更年期各种症状中，阴道的变化很少被提及，其实在更年期，阴道壁变干燥和变薄有可能引发许多长期问题。当你的身体逐渐适应激素的变化，许多更年期症状会随着时间的推移而稳定下来，但阴道干燥和阴道萎缩则可能有增无减，并进一步引发其他生殖健康问题，如泌尿系统感染。

　　大约一半的处于绝经后期的妇女会受到阴道萎缩的困扰，症状的严重程度因人而异：有些女性只是偶尔出现问题或症状较轻微，而另一些妇女的症状则较为严重，严重影响了生活质量。

典型症状

- 阴道干燥和瘙痒
- 在阴道内难以放入卫生棉条或阴道雌激素给药器
- 性交不适
- 阴道疼痛
- 阴部灼热感

你知道吗？

　　我们通常将阴道与外阴相混淆，其实肉眼无法看到阴道，外阴是指整个生殖器区域，包括阴毛、内外阴唇、阴蒂以及尿道口和阴道口。而阴道是从子宫颈部延伸到外阴的一条肌肉通道：是我们的经血排出体外和婴儿分娩的通道。

- 阴道壁变薄或开裂而导致出血
- 阴道分泌物增多
- 穿牛仔裤、长裤或内裤时感到不适
- 复发性尿路感染

为什么会发生阴道干燥和阴道萎缩？

　　更年期内雌激素的下降也会影响到我们的皮肤，降低负责保持皮肤丰满和弹性的胶原蛋白水平。阴道比身体的任何其他部位都更需要雌激素，当雌激素水平降低时，阴道上皮组织会变得越来越薄和更易受刺激。这会导致阴道萎缩，引起不同程度的干燥和不适，具体的严重程度因人而异。

采取何种营养干预措施？

让我们再次重温一下第 2 章中的内容吧。选择可以平衡血糖和富含全谷物和蔬菜的饮食是支持阴道健康的第一个基本步骤，因为它在激素平衡中发挥着重要作用。

维生素 C 在缓解阴道干燥方面扮演着关键角色，因为身体制造胶原蛋白必须要有足量的维生素 C 参与，而胶原蛋白可以使阴道上皮组织饱满且充满弹性，所以每天吃够足量的蔬菜和水果来补充维生素 C 至关重要。逐渐养成吃蒸蔬菜的习惯，而非吃煮蔬菜，因为维生素 C 是水溶性维生素，水煮的方式会损失约 45% 的维生素 C。摄入种类丰富的蔬菜可以为人体提供多种抗氧化剂，如维生素 A、维生素 E 和锌，这些都具有抗炎、促进组织愈合和支持组织结构的作用。

一些研究表明，吃富含植物雌激素的食物也大有益处，因为它在体内能够发挥类雌激素作用。大豆中含有丰富的植物雌激素异黄酮（金雀异黄酮和大豆素）。相比经过加工的大豆制品（如豆奶、大豆酸奶），发酵大豆制品

食用种类丰富的蔬菜，以每周吃到蔬菜颜色多样、如彩虹般丰富为目标，从而达成增加维生素 C 和多种抗氧化剂摄入量的目的。
每周吃 3 次富含脂肪的鱼，如三文鱼、沙丁鱼或鲭鱼，以增加 ω-3 脂肪酸的摄入量。

把大豆、小扁豆、鹰嘴豆等豆类作为饮食中的常规食物以增加植物蛋白的摄入量。

更为有益，例如味噌、天贝或纳豆。此外，大豆异黄酮也可以通过补剂形式摄入。植物雌激素的其他来源还包括小扁豆、鹰嘴豆等其他豆类，以及茴香、胡芦巴和亚麻籽，因此，在日常饮食中不妨交替食用这些食物。含有植物雌激素的草药包括黑升麻、红车轴草、当归和圣洁莓。

与身体其他部位发生的皮肤干燥一样，注意保持阴道上皮组织的水分和润滑也有助于改善阴道干燥症状。

记住全天都要多补充水或凉茶来保持体内水分充足。如果阴道上皮组织脱水就会导致阴道萎缩，就像苹果变干后果皮会萎缩和起皱一样。

要注意多摄入多不饱和脂肪酸，

食谱灵感

富含 ω-3 脂肪酸和植物雌激素的沙拉：以绿色小扁豆和大豆为基础食材，加入小香葱段和圣女果；然后在上面撒上一层三文鱼块、芝麻，最后用橄榄油和香醋调味。

超棒的激素平衡零食：把 400 克罐装鹰嘴豆用清水冲洗并沥干；把鹰嘴豆和橄榄油、1 小撮烟熏红甜椒粉混合均匀，放入烤箱，用火烘烤约 45 分钟，直到变脆即可。

吃沙拉或其他饭菜前，向餐食中加入 2 汤匙欧芹碎，这相当于摄入了每日推荐维生素 C 量的 1/3。

因为其会像天然润滑剂一样使阴道恢复滋润。这些必需脂肪酸在维持细胞膜健康和帮助阴道上皮组织保持水分含量方面起着关键作用，使阴道上皮组织饱满又富有弹性。要多摄入富含 ω-3 脂肪酸的食物，如富含脂肪的鱼、坚果、种子及其相关油制品。

应该避免哪些食物？

明智的做法是避免摄入过量的糖分，因为摄入过量的糖会导致糖基化反应，也就是说葡萄糖会附着在我们细胞中的蛋白质分子上，降解胶原蛋白，从而导致皱纹，使身体组织失去弹性。

限制酒精和咖啡因的摄入量也是明智之举，因为二者的利尿作用可能会使皮肤更干燥。

生活方式小贴士

- 请咨询医生你是否需要局部雌激素制剂。应用于阴道的局部雌激素只限于改善阴道上皮组织和泌尿系统症状，不会缓解任何其他更年期症状（如潮热）；而且其剂量极小，因此它与其他形式的激素补充疗法不存在相互作用的风险。

- 目前市面上有多种天然润滑剂，水基润滑剂旨在为阴道组织增加水分，其酸碱值与阴道的自然酸碱值接近；油基润滑剂则是通过保护和滋润阴道上皮组织来减少刺激。油基产品不适合与避孕套一起使用。无论选择哪一种，重要的是要挑选不含任何化学物质或香味的产品，避免带来额外的刺激。

- 阴部有刺激感的话，在清洗时请避免使用含香味或化学物质的产品，也不要使用阴道灌洗器。用水冲洗阴道并不会起到给阴道上皮组织补水的作用，还可能导致感染。

- 性高潮会增加流向阴道上皮组织的血流量，这有助于保持其水润饱满和健康。插入式性行为（如果不是太痛苦的话）、自慰或使用性玩具都有助于阴道保持良好状态。

- 每天用椰子油、橄榄油或蜂蜡等天然润滑剂产品按摩外阴部阴道周围的组织，可缓解一些不适。

- 使用卫生纸或浴巾时，要对自己温柔一点儿。清洁生殖器区域时用轻拍的方式代替摩擦的方式，以减少对阴部的刺激。

- 戒烟或至少要限制吸烟量，因为香烟会给你带来很多负面影响。烟雾中的化学物质会损害使皮肤充满弹性的胶原蛋白和弹性蛋白。经常吸烟不仅会减少皮肤中的含氧量，还会阻止人体对抗氧化剂的吸收，加速皮肤衰老。

尿路感染

尿路感染是泌尿系统的炎症，会影响尿道、肾脏或膀胱。膀胱发炎被称为膀胱炎。当膀胱发炎时，会触发排空膀胱的信号，让人产生小便的冲动。发炎的尿道组织非常敏感脆弱，尿液流经时会引发疼痛和烧灼感，这就是典型的尿路感染症状。随着炎症的扩散，需要小便感会变得更加频繁和迫切，小便时伴随的疼痛和刺激也会增加，从而形成恶性循环。

大多数女性在某个年龄阶段都遭遇过尿路感染，但这个问题在绝经期前后的一段时间内可能会变得更加常见。反复发作的尿路感染以及发作时伴随而来的疼痛和强烈不适实在令人苦不堪言，严重影响着生活质量。如果不及时治疗，可能会导致老年女性发生意识混乱或行为改变。

典型症状

- 尿急、尿频
- 有强烈尿意，但排尿量非常少
- 小便时伴有疼痛或烧灼感
- 尿液颜色变深或浑浊，气味强烈
- 尿液含血
- 下腹部和背部疼痛
- 疲倦和感觉不舒服
- 全身不适和呕吐
- 意识混乱或烦乱不安（多见于老年女性）

为什么发生尿路感染？

尿路感染通常是粪便中的细菌通过尿道进入泌尿系统造成的细菌感染导致的。女性的两个排泄出口（用于小便的尿道口和用于大便的肛门）之间的距离非常近，因此肛门附近的细菌易经由尿道口进入体内。

肠道菌群是驻扎在我们消化道内的多种微生物群落，它们可以帮助我们从食物中吸收营养、支持免疫系统并保持身体健康。我们的阴道也有细菌，主要是一种叫作乳杆菌的菌株。

你知道吗？

　　女性比男性更易患上尿路感染，因为女性的尿道较男性更短和更接近肛门，所以细菌更易沿尿道口进入膀胱。

它们有助于维持阴道健康的弱酸性环境。尿路感染的问题始于更年期内雌激素水平的下降导致的乳杆菌减少——这引发阴道的酸碱度失衡。这会使潜在的有害细菌得以发展壮大，如大肠杆菌可以从肛门附近移动到尿道口，经由尿道向上到达膀胱中，如果不加以干预，会导致炎症和感染。

更年期内出现的雌激素下降会导致皮肤越来越干燥和薄弱。尿道和阴道壁周围的组织变薄后就更易受到刺激和感染。持续性尿路感染是阴道干燥和萎缩的常见症状，服用抗生素处方药因此而变成了家常便饭。虽然服用抗生素可能会暂时缓解症状，但如果病根是激素的话，则可能需要多管齐下才能解决问题，如局部使用雌激素来维持阴道上皮组织中的正常激素水平。与医生协商治疗方案很重要，因为服用大量抗生素会破坏肠道菌群的平衡并削弱其支持免疫功能的作用，反而让你更容易受到感染。

在绝经后阴道上皮组织会变得干燥，从这一角度来说，性交不适也可能引起刺激和感染。对敏感人群来说，长时间骑自行车也会对尿路感染有一定的促进作用，因为车座会导致外阴周围瘀伤和磨损发炎。

另外，尿路感染也可能由非细菌因素引起，如长期使用导管或是使用女性卫生喷雾剂、杀精剂等刺激物。一些女性使用的阴道冲洗液或润滑剂中可能含有香精或化学物质，使脆弱的阴道上皮组织受到刺激。如果你特别敏感的话，肥皂、沐浴产品和游泳池中的氯等化学刺激物，都可能对你造成一些影响。

采取何种营养干预措施？

很多女性最常犯的错误之一就是饮水不足——这会导致尿液浓度过高而刺激膀胱，引发尿路感染的各种症状。喝水太少，居然会尿意更加强烈，真是有点讽刺呀。所以，要确保每天喝足量的水或是不含咖啡因的热饮，这样就可以减轻膀胱受到的刺激，并为尿道和阴道的组织补充水分。

多摄入含有乳杆菌的食物，包括普通酸奶、开菲尔酸奶和其他发酵食物，如富含天然有益菌的泡菜、酸菜或红茶菌。你也可以服用含有不同乳杆菌菌

食谱灵感

在沙拉酱汁中加入压碎的大蒜瓣，因为生食大蒜的效果最佳。

在做焗鱼派或牧羊人派时，用红薯泥替换土豆泥，以获得更多的抗氧化剂——β-胡萝卜素。

早餐时，在麦片或粥中加入2汤匙蓝莓，为尿道中的有益菌增加额外防护。

目标：每天喝 6~8 杯水（或花草茶）。

株的益生菌补剂，以帮助维持阴道中的菌群平衡。对阴道健康有益的菌株包括鼠李糖乳杆菌、格氏乳杆菌和卷曲乳酸杆菌。益生菌补剂通常需要坚持服用至少 3 个月才能见效。

大蒜具有天然的抗菌特性，可以帮助降低阴道中潜在的有害细菌（如大肠杆菌）的数量。它还富含抗氧化剂，有助于支持免疫功能，帮助身体抵御感染。另外，可以为你提供保护的强大抗氧化剂还包括维生素 C、β–胡萝卜素（维生素 A 的前体，存在于橙色和黄色蔬菜中）和锌。

饮食中富含植物雌激素是关键所在，因为这将有助于影响阴道和尿道中的多种雌激素受体，支持阴道中有益细菌的平衡并确保阴道酸碱度保持最佳水平。多吃发酵大豆类制品（如天贝和味噌）、豆类、亚麻籽和各种蔬菜，以增加具有天然雌激素作用的异黄酮的摄入量。具有植物雌激素的草药，如黑升麻、红车轴草或圣洁莓也可能有所帮助。

调节压力水平是提升身体分泌所需雌激素能力的关键。保持血糖平衡将有助于减少应激激素过高的问题并促进激素平衡（见第 2 章）。

每天早上在喝粥或吃燕麦片时额外吃一大份活性较强的普通酸奶，有助于提升体内对身体有益的乳杆菌水平。

> 每天吃 1 份颜色鲜艳的蔬菜，如胡萝卜和橙色
> 或黄色甜椒，以提高身体的抗氧化水平。

长期以来，蔓越莓汁一直被认为有助于缓解膀胱炎的症状，但尚无明确的研究结果来证实这一猜测。况且每天喝两次蔓越莓汁也不是一项轻松的任务。如果你想试试看的话，那最好避开含有添加糖的产品，因为这会增加炎症发作的概率。蔓越莓和蓝莓都含有一种名为原花青素的抗氧化剂，可防止细菌黏附在尿道和膀胱壁上，降低炎症发作的概率。将蔓越莓和蓝莓整颗食用的效果和喝果汁的效果是一样的，额外好处是整颗食用的蔓越莓和蓝莓还能为人体提供在榨汁过程中丢失的膳食纤维。

如果对尿路感染的易感性高，服用甘露糖粉有助于缓解其症状并降低复发的概率。服用包括蓍草、白毛茛和紫锥菊在内的草药可能有助于缓解刺激并降低再次感染的风险。

应该避免哪些食物？

柑橘类水果、西红柿或醋等酸性食物和调味品会引发或加重膀胱炎的症状。避免酒精、咖啡因和辛辣食物也是有必要的，因为这些食物都会对尿路产生较强烈的刺激。

要限制包括精制糖在内的精制碳水化合物的摄入量，因为过量摄入的话，有较大概率引发炎症，结果只会使现有症状严重程度增强；并且还将影响血

糖平衡，从而削弱身体分泌雌激素的能力。除了避免我们熟知的如蛋糕、饼干和巧克力等高糖食物外，还要注意果汁、意大利面酱、早餐麦片和水果味酸奶（它们中暗藏着糖）。顺便强调一下，应该用全麦面包、糙米和全麦意大利面代替白面包、白米饭和普通意大利面等精制食品。

可乐等碳酸饮料或能量饮料以及精加工食品或垃圾食品都可能给你带来不适感，最好避免。

咖啡因和酒精具有利尿作用，这意味着你的排尿量会增加，同时刺激膀胱，进而引起不适和尿急。其他常见的膀胱刺激物包括酸性果汁、柑橘类水果、碳酸饮料和辛辣食物，因此，如果你属于敏感人群，请最好避免这些刺激物。

有些人发现对某种食物过敏也会引发相关症状，所以养成记录饮食和症状反应的日记很重要，这可以帮助你确定某种食物是否会对你造成负面影响。

生活方式小贴士

- 如果症状持续存在，请咨询医生，因为你可能需要服用抗生素。

- 如厕后从前至后擦拭阴部，以免细菌进入尿道。

- 考虑在阴道局部使用雌激素，因为它可以直接接触阴道上皮组织，助其复原并恢复阴道正常的酸碱平衡。因其剂量极小且仅仅应用于局部，因此它不会像其他全身激素治疗所用的贴片、片剂或凝胶剂那样可以改善其他更年期症状，也不存在与其他形式的激素补充疗法相互作用的风险。

- 在痊愈前避免性行为，以免增加易感性并使症状恶化。

- 不要憋尿，那样会雪上加霜。

- 避免使用有香味的洗漱用品、肥皂和冲洗剂，因为它们可能使刺激变得更强烈。

- 挑选天然的、无香味的、对阴道酸碱度友好的水基润滑剂，这种润滑剂对于恢复酸碱平衡和保证阴道的舒适度最为有效。

- 使用卫生纸或毛巾擦干阴部时要动作轻柔，而不是用力揉搓皮肤。

- 如果反复感染，请用淋浴代替泡澡，这将有助于减少刺激。

念珠菌性阴道炎

其典型症状是阴道出现白色黏稠的分泌物，看起来有点像白软干酪，伴有强烈的瘙痒感。许多女性都可能在一生中的某个时期受到念珠菌性阴道炎的侵扰，尤其是在激素变化时期更易感染，这也是为什么在更年期时更易出现此症状。如果你怀疑自己患有念珠菌性阴道炎，请务必去医院检查，排除其他形式感染（如细菌性阴道炎）的可能性，以便获得正确的抗真菌治疗方案。细菌性阴道炎的症状与念珠菌性阴道炎非常相似，但因致病菌不同，所以需要有针对性的抗生素治疗。

典型症状

- 外阴和阴道剧烈瘙痒
- 有白色黏稠分泌物
- 性交疼痛

- 外阴红肿
- 小便时有刺痛感或灼热感

为什么会发生念珠菌性阴道炎？

念珠菌性阴道炎是一种非常常见的由酵母菌过度生长引起的真菌感染，最常见的致病菌是白念珠菌，虽然有时也会由其他酵母菌引起。念珠菌天然存在于体内，少量存在于消化道、阴道和口腔中。正常情况下，有益微生物的存在使其的数量保持在适当范围。酵母菌的过度生长通常是由明显的激素变化引发的，如妊娠期或更年期内出现的激素变化。更年期内雌激素的下降会降低阴道中有益乳杆菌的水平，导致念珠菌过度繁殖，从而引发念珠菌性阴道炎。

使用抗生素或长期服用类固醇也可能引发念珠菌性阴道炎，免疫系统受损和身体虚弱人群都是念珠菌性阴道炎的易感人群。慢性压力也会让此病症发展得更加严重。尚不知道自己患有糖尿病或病情未得到良好控制的糖尿病患者也是念珠菌性阴道炎的易感人群。

> **你知道吗？**
>
> 念珠菌性阴道炎的一些症状与阴道干燥相同。如果你的问题是阴道干燥，涂抹治疗念珠菌性阴道炎的药膏可能会使症状恶化，因此请务必先去医院仔细检查再根据医生提供的治疗方案进行治疗。

采取何种营养干预措施?

提高免疫力是你抵御念珠菌性阴道炎和降低其复发概率的关键。方法之一是选择富含抗氧化剂的食物以保护免疫系统,这意味着要增加蔬菜摄入量并确保其多样性。不同颜色的蔬菜含有不同的抗氧化剂,所以确保每天吃各种颜色的蔬菜非常重要。

我们免疫系统中大约 70% 的免疫细胞生活在肠道中,因此把重点放在保持肠道益生菌的最佳水平是健康的关键所在。免疫系统的正常运行依赖于各种微生物之间的平衡,"不友好"的细菌或酵母菌的过度生长会使人更易患感冒、感染和其他疾病,并引发令人不适的消化系统症状,如腹胀、排气增多、腹泻或便秘。如果你觉得自己有此方面的问题,那么服用广谱益生菌补剂可以帮助你恢复肠道菌群的平衡,尤其是在接受过抗生素治疗后更应该考虑服用一些益生菌补剂,因为服用抗生素可能会对有益菌造成破坏。多食用发酵食物也会非常有效,因为发酵过程会产生有益菌,所以可以购买(或试着自制)发酵乳制品(开菲尔酸奶)、发酵蔬菜(泡菜)或发酵茶(红茶)。

可以尝试自制发酵蔬菜或自制开菲尔酸奶,它们会改善你的肠道菌群。网络上有许多简单的入门级自制套装售卖。

多吃富含益生元的食物，如洋葱、韭菜、菊苣、朝鲜蓟、芦笋或燕麦，有助于刺激肠道中有益微生物的生长繁殖。

虽然保持微生物多样性有益于消化道健康，但阴道的健康是依赖于乳杆菌，这种细菌最常见于普通酸奶，所以每天喝酸奶显然是上乘之策。服用含菌数属于治疗剂量范围（至少含有 30 亿乳杆菌）的益生菌胶囊也会对恢复阴道的天然平衡有所帮助。

血糖平衡是维持激素分泌平衡的关键，这是因为造成念珠菌性阴道炎的主要原因是更年期内的雌激素下降（见第 2 章）。

食谱灵感

为了增加普通酸奶的摄入量，可以将酸奶与切碎的如罗勒、薄荷或欧芹等香草，一小撮大蒜末和柠檬汁混合，制成美味的抗真菌沙拉酱。

在平时爱吃的沙拉中额外加入富含益生元的洋蓟心、切碎的芦笋或菊苣叶，让营养更丰富。

将紫甘蓝、卷心菜、胡萝卜、樱桃萝卜、芹菜和青椒切丝，与油醋汁或蛋黄酱混合，制成富含抗氧化剂的彩虹沙拉。

大蒜是一种天然的抗真菌剂，并含有一系列保护性抗氧化剂。烹饪会降低其抗氧化性，所以在沙拉 / 调味品中加入生蒜或在炒菜关火出锅后撒上一些生蒜末，将会获得更多的益处。

保哥果茶具有天然的抗真菌特性，可以帮助对抗阴道中的念珠菌。肉桂精油和牛至精油与保哥果茶一样，也具有天然的抗真菌特性，但在使用它们大蒜具有抗真菌特性，每周至少 3 次在饭菜中加入生蒜。要每天食用具有活性的普通酸奶，以便每日获得一定数量的乳杆菌来维持阴道健康。

之前最好咨询健康专家的建议，因为它们会对身体产生较明显的影响，可能因为念珠菌数量的降低而导致一些不适症状。紫锥菊有支持免疫系统的作用，有助于减少酵母菌感染。

应该避免哪些食物？

如果你曾经做过面包，应该会知道糖会使酵母菌繁殖更迅速，这意味着高糖饮食会促进酵母菌疯狂生长。一些女性可能会注意到，在摄入了大量糖分后，她们的症状几乎会立即加重。然而，重要的是不要走极端，即从饮食中去除所有糖的来源，因为糖也是可以为身体快速供能的最经济的能量来源。

最要限制的食物是糖果和巧克力；蛋糕、饼干和其他烘焙食品；含糖早餐麦片（4 克糖 ≈ 1 茶匙糖，所以 1 份 30 克的麦片含糖量超过 10 克就算是高糖食物）；果汁；热带水果；干果；水果酸奶和酒精。这些食物都是高糖食物，过量摄入可能会使你的症状恶化。

你仍然需要一些碳水化合物来为自己提供能量，所以把精制的白面包、米饭和意大利面替换为全麦品种，这样一来，你摄入的就是复合碳水化合物了。这将为你的身体提供稳定的能量来源，复合碳水化合物不像精制碳水化合物那样会在体内迅速分解成葡萄糖而使你的症状恶化。

生活方式小贴士

- 温暖潮湿的环境最适宜酵母菌生长，因此请避免紧身内衣和紧身裤，一般而言，棉质内衣为上乘之选。

- 清洗后，确保仔细擦干生殖器区域。

- 避免使用有香味的肥皂、女性卫生用品或冲洗液。

- 如厕后要从前到后擦拭阴部，以防止细菌传播。

- 鼓励你的伴侣去医院做检查，这样，你们之间就不会反复传染。

- 试着在浴缸中加入几滴茶树精油，因为它是一种天然抗真菌剂。

- 向医生咨询是否需要使用局部雌激素来恢复阴道内正常的激素平衡。

漏尿和压力性尿失禁

大约 33% 的女性都遭遇过在打喷嚏、咳嗽或运动时漏一点儿尿液的事情，所以如果你也有这样的窘境，无须忧虑。但是令人担忧的是，40%

你知道吗？

漏尿是完全可以治愈的。大部分女性在参加 8 次女性健康理疗后，症状就会消失。

的女性会因为尴尬宁愿接受媒体所说的这是衰老过程中不可避免的说法也不愿寻医问诊。但事实上，你不一定非得接受这种含糊其词的说法！这种情况通常被称为压力性尿失禁，这是一种不由自主的漏尿，例如，当打喷嚏或跑步时压力会施加在膀胱上以致于出现这种情况。

典型症状

- 打喷嚏、咳嗽、运动或抬起重物时漏尿
- 性生活时漏尿
- 漏尿而不自知
- 尿不尽
- 强烈的排尿冲动，挨近马桶时急切需要排尿

为什么会发生漏尿和压力性尿失禁？

压力性尿失禁的主要原因是盆底肌变弱，盆底肌是附着在耻骨前端和尾骨末端的肌群，包括了负责为阴道周围提供支撑的所有肌肉。盆底肌在控尿控便中起着关键作用，有助于控制膀胱和肠道功能，使我们远离尿失禁或大便失禁。处于深层的盆底肌承托着子宫、膀胱和肠道，基本上将我们各个脏器都固定在原位。当膀胱充盈时，盆底肌会承托着它，尿道括约肌会使其保持闭合状态，以防止漏尿。

更年期内发生的雌激素下降会使盆底肌变弱，虽然在分娩后盆底肌也会变弱，但在更年期因膀胱受到压力而漏尿的情况更为常见。肥胖症和便秘或排便时用力都会增加盆底肌和尿道括约肌的压力，使漏尿症状更严重。

漏尿问题与绝经前期和绝经期中的其他症状不同。其他症状通常在绝经后会消失，但是如果对漏尿问题不采取干预措施，这个问题会持续到老年阶段。盆底肌变弱，还将增加脏器脱垂的风险。盆底肌对多个盆腔脏器都有承托作用（子宫、膀胱或肠道），当盆底肌松弛时，这些脏器有从正常位置脱垂的可能，此时患者的骨盆与下腹部周围常伴有下坠感。严重时，会有器官脱出阴道口的情况。

采取何种营养干预措施？

有助于盆底肌和膀胱周围的肌肉保持良好状态的膳食非常重要。如能遵循第 2 章中所列出的可保持血糖平衡的饮食方法，你的身体将获取足够的蛋白质，这对于增肌和提高肌肉力量非常重要。

平衡血糖也有益于管理体重、降低应激激素水平等，超重和应激激素水平过高都会促进腹部脂肪的堆积，给膀胱增加压力进而引发漏尿。降低应激激素水平也能减轻肾上腺的负荷，使它有余力分泌足够的雌激素来保持肌肉和各身体组织的强壮和健康。

要通过摄入燕麦、糙米、全麦面包、蔬菜和水果为身体获取足够的膳食纤维，这有益于消化系统的健康并可降低便秘对盆底肌造成压力的风险。必需脂肪酸有助于软化大便、利于排便——吃蔬菜时淋上一些橄榄油或吃牛油果和富含脂肪的鱼以获得更多的单不饱和脂肪酸和多不饱和脂肪酸。

发酵食物，如开菲尔酸奶、泡菜或酸菜都可以维持肠道中的有益菌的水平，有利于改善消化不良。

钙和镁是重要的营养素，二者有支持肌肉功能的作用，并有助于减少会导致漏尿的膀胱痉挛。镁还有促进肠蠕动的作用，肌肉有节律的收缩和舒张，可推动粪便通过肠道。

吃富含维生素 C 和其他被称为生物类黄酮的抗氧化剂的水果和蔬菜，有助于使骨盆周围组织内的胶原蛋白处于良好的水平。足量的胶原蛋白能使肌肉和组织充满弹性，使骨盆底肌足够强健以发挥其应有的作用。

吃含有植物雌激素的食物也会有所帮助，因其会激活阴道中的雌激素受体。

食谱灵感

炒菜时添加一小把西蓝花，以增加生物类黄酮的摄入量。

用沙丁鱼替换沙拉中的金枪鱼，以获取更多的钙和蛋白质。

毛豆富含植物雌激素，是适合外出携带的小零食。

每顿正餐和加餐时都要吃富含蛋白质的食物，以支持盆底肌的肌肉紧张度和力量。
每天都要吃富含植物雌激素的食物：
例如周一的早餐时，在麦片中加入亚麻籽；周二的午餐时，喝味噌汤；周三时选择鹰嘴豆咖喱……

每天补充 6~8 杯水（饮品也算在内）以保持体内水分。当然，具体饮水量会根据个人的身高、体形、日常活动度和所处环境而有所不同。

虽然这似乎有违直觉，但是喝足量的水非常重要，因为脱水会使膀胱中的尿液浓度更高，对膀胱造成更多刺激，导致排尿感更为明显。我们体内需要保持适当的水分以维持肌肉中的电解质平衡，否则会导致肌肉无力。饮用足量的水对于缓解便秘亦非常重要。

一些研究表明，缺乏维生素 D 也可能会削弱盆底肌的力量。此说法虽存有争议，但鉴于补充维生素 D 有助于骨骼健康，那么我们不妨推断它对于骨盆的健康亦有连带效应。

应该避免哪些食物？

避免含糖食物、精制碳水化合物类食物和快餐都有益于控制体重，这条至关重要的建议对减少膀胱的压力同样适用。

茶、咖啡、含咖啡因的能量饮料、可乐和酒精都有利尿作用，会使尿液量增加而刺激膀胱，产生急迫的排尿感。限制对膀胱有刺激性的食物摄入量也将有所帮助——要小心辛辣食物、柑橘类水果和酸性果汁，这些食物都可能引发膀胱过度活动症。

生活方式小贴士

- 最最重要的一件事就是要加强对盆底肌的锻炼——主要包括收缩和提升动作。深吸一口气，放松腹部和盆底肌。当你呼气时，提起收紧肛门，就好像试图憋住放屁一样。保持肛门收紧状态，按照从肛门至阴道再到尿道口的顺序，将整个会阴部位从后向前、由外侧向内侧做收紧和提升的动作；想象从尾骨到耻骨之间的盆底肌群就像一朵花在慢慢收拢闭合。此时，整个尾骨、坐骨和耻骨之间的肌肉群都在收紧和提升。保持整个盆底肌收紧的同时放松其他肌肉群（大腿、臀部、下颌），然后深呼吸完全放松。学习如何充分放松盆底肌与学习如何收紧它同样重要。

- 要每天进行此练习。盆底肌的锻炼不需要花费很长时间，但它确实会让你的症状得以改善。耐力和力量练习都非常重要，任何患有压力性尿失禁的人要每天进行 3 次，每次做 10 组。

- 将盆底肌锻炼视为像刷牙一样的习惯：每天都必须进行的自我保健。

- 请专业的女性健康物理治疗师对你的锻炼进行全面评估，以确保锻炼动作的正确性。当你考虑进行骨盆负重练习，以及使用电刺激疗法或其他辅助方法进行练习时，这一点尤其重要，因为这些方法可能对某些人非常有效，但对另一些人来说可能会过度刺激盆底肌，使肌肉过度紧张而导致肌力减弱。

- 咨询医生，请他们为你制订适合的治疗方案。应用于局部的雌激素也可能有助于加强盆底肌周围的肌肉。

- 有规律地进行瑜伽和普拉提会有帮助，因为二者运动强度不高且有助于增强盆底肌的力量。

- 调整你的锻炼方式，减少高冲击的跳跃、跑步或高抬腿等动作，以免对盆底肌造成太大压力。

- 大便时不要用蛮力，否则会给盆底肌带来额外的压力。坐在马桶上时，将双脚放在矮凳或箱子上垫高，使膝盖高于臀部。这样一来，直肠和肛门之间的角度变大，排便会变得更省力和快速。

Musculo-skeletal & Structural Symptoms
肌肉－骨骼和结构问题

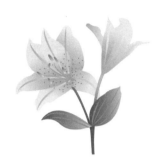

疼痛和僵硬

我们都会偶尔有关节疼痛或僵硬的情况，大家通常认为这是自然衰老使然。然而，在绝经前期，背部、膝盖和关节常会出现疼痛或僵硬的感觉，如果没有其他明显的诱因，那这通常是步入更年期的早期预警信号（但常常被忽视）。大多数女性只是偶尔痛一下，但对一些女性来说，它可能会转为慢性疼痛，让人变得虚弱。

典型症状

- 背部、膝关节或髋关节偶尔出现刺痛
- 背痛
- 不明原因的关节僵硬
- 掌指关节疼痛

- 肌肉酸痛
- 关节活动受限
- 关节活动范围减少
- 需要频繁拉伸
- 慢性关节疼痛
- 全身疼痛

为什么发生疼痛和僵硬？

绝经前期雌激素下降会导致关节疼痛和僵硬，因而这些症状的深层原因更可能是激素问题而非骨骼结构性问题。目前尚不清楚具体的内在机制，但雌激素具有调节体液平衡的作用，这或许可以解释雌激素下降与关节疼痛之间为何具有联系。雌激素下降会削弱身体保持水分的能力，而关节周围的组织需要足够的水分才能保持灵活度。另外，雌激素过低也会加重炎症反应，从而引起疼痛。

体重增加会加重髋关节和膝关节的负担，增加关节疼痛的概率。恰恰很多女性在更年期时都会出现体重增加的情况。

你知道吗？

　　食物中的维生素 D 含量非常有限。维生素 D 的每天最低推荐摄入量为 400IU，相当于每天需要吃 3 盒半沙丁鱼罐头或 7 个水煮鸡蛋才能满足需求。

脱水也是关节疼痛的常见原因，脱水的主要原因是饮水不足，加之潮热和盗汗也会导致液体损失，如果你总是在早上起床时有关节疼痛和僵硬的症状，那就要注意及时补充水分了。

某些关键营养素的缺乏会导致关节疼痛，促炎食物可能引发炎症。

因此，饮食在保持关节灵活和避免疼痛方面起着重要作用。体内尿酸的累积也会引发疼痛和炎症，并可能导致痛风。

应激激素皮质醇过高也会促使炎症的发生。处于慢性压力中会导致肾上腺负荷过重，使它无暇分泌维持关节健康所需要的雌激素。

骨关节炎是关节疼痛的常见原因；纤维肌瘤可引起肌肉疼痛和僵硬；某些自身免疫性疾病，如类风湿关节炎、乳糜泻或多发性硬化症，也可能导致关节疼痛。如果疼痛问题持续存在，请务必咨询医生以排除病变的可能。

采取何种营养干预措施？

镁对缓解僵硬以及关节和肌肉疼痛大有助益。体内镁含量过低会导致肌肉紧张和僵硬。镁在缓解疼痛方面也非常有效，因为它在镇静神经系统和调节人体对疼痛的感知方面都具有关键作用。

遵循抗炎饮食可以大大改善关节疼痛症状。建议多摄入富含 ω-3 脂肪酸的食物，例如富含脂肪的鱼、坚果、种子及其相关油制品。此外，在颜色鲜艳的水果和蔬菜中发现的抗氧化剂花青素具有抗炎特性。增加饮食中植物性蛋白质（如大豆、藜麦和荚果）的比重也有助于减少炎症。西蓝花、卷心菜和花椰菜等十字花科蔬菜则含有抗炎硫化合物。多项研究表明，遵循以鱼类、西红柿和其他蔬菜、橄榄油、水果和全谷物为主的地中海饮食习惯有助于减少炎症。

多吃水果和蔬菜亦有利于补充水分，因为它们本身都含大量水分。即便如此，多喝水或花草茶以保持关节中的体液量仍然非常重要。保持体内水分充足也有助于降低尿酸水平，因为尿酸过高的话，会有尿酸结晶积聚在关节中，导致关节肿胀和疼痛。

维生素 D 的缺乏与关节疼痛和僵硬有高度相关性，并且维生素 D 缺乏的情况比你想象的要普遍得多。在英国成年人中，每 5 人中就有 1 人缺乏维生素 D，而且临近每年冬末时，这一比例可能会更高。身体利用来自阳光的紫外线 B 段射线来制造所需的维生素 D，在夏天积累并储存在脂肪细胞中的维生素 D 在冬末时便已耗尽。这或许可以解释为什么冬天是疼痛症状的多发季节。

富含植物雌激素的食物，如大豆、亚麻籽、茴香和荚果有助于改善激素平衡，因为这些食物在人体内可以发挥类雌激素作用。某些草本植物补剂，如黑升麻、圣洁莓或红车轴草，具有类雌激素作用，可能会对缓解关节疼痛和僵硬有所帮助。

食谱灵感

抗炎核桃香蒜酱：在料理机中放入 3 大把罗勒叶、1 把切碎的核桃、1 小撮蒜末、1 汤匙帕尔梅桑干酪碎、橄榄油，搅打均匀即可。

富含 ω-3 脂肪酸和镁的午餐：在烤面包上放好薄西红柿片，然后放上沙丁鱼片和菠菜叶，最后淋上橄榄油和香醋。

有益于关节的骨头汤：将鸡骨头、洋葱、大蒜、胡萝卜、芹菜、盐、黑胡椒粉、1 汤匙苹果醋放入慢炖锅中。倒入凉水，小火慢煮 24~48 小时后将所有食材滤出，只留汤汁当作高汤或直接做汤使用。

> 每周至少 3 次在午餐和晚餐时用植物性蛋白质
> 代替动物性蛋白质。
> 每天摄入大量具有抗炎作用的 ω-3 脂肪酸。以亚麻籽粉、
> 三文鱼、沙丁鱼或核桃为佳，它们都是 ω-3 脂肪酸的绝佳来源。

姜黄和生姜都富含抗炎化合物，骨头汤也可以帮助缓解关节疼痛和僵硬。

葡糖胺或软骨素补剂在减轻关节疼痛方面非常有效。它们是软骨的天然成分，有助于维持关节内的水分含量和保持关节润滑。常见的葡糖胺补剂由贝类制成，有可能会造成一部分人胃部不适，因此，肠胃敏感的人可以选择纯素类产品。

应该避免哪些食物？

如果炎症问题正在困扰你，那么从饮食中去除精制糖等精制碳水化合物类食物很重要。研究表明，过量食用这些食物会提高血液中的炎症标志物。最好避免糖果、巧克力、烘焙食品、白面包、某些早餐麦片和其他添加糖或精制碳水化合物含量过高的食物。如果你有体重超标的问题，这些措施也有助于体重管理。

加工肉类，如培根、火腿和萨拉米香肠，都有可能引发炎症。所以将某些含动物蛋白的食物（尤其是红肉和奶酪）的摄入量控制在一定范围内，要

确保每天喝 6~8 杯水或花草茶。

适量适度吃，不要每天都吃，这可能也会有所帮助。饮食中过高的饱和脂肪酸会阻碍多不饱和脂肪酸的抗炎作用。

饮食中过量的 ω-6 脂肪酸会改变必需脂肪酸的代谢路径，从产生抗炎化合物的代谢路径偏转为产生促炎的花生四烯酸的路径（见第 184 页）。许多加工食品都是由富含 ω-6 脂肪酸的植物油制成或含有植物油，如葵花子油或玉米油。

最好避免饮酒，因为酒精会升高血液中炎症标志物的水平。酒精也是一种利尿剂，促使人体排出更多的体液，使得身体和关节都更易脱水。

关节疼痛也可能是食物过敏或体质敏感的表现，因此保持记录饮食的习惯可以帮助你发现某些症状与摄入的某种食物的关联。对敏感人群来说，茄科蔬菜，如土豆、青椒、西红柿和茄子，有可能引发关节疼痛。

生活方式小贴士

- 定期锻炼很重要，这样你的关节才会强壮而灵活。如果关节能够承受的话，请确保每周至少进行 2.5 小时的剧烈运动。

- 针灸或反射疗法等辅助疗法可能会对缓解关节疼痛有所帮助。

- 通过每天拉伸来增强关节的灵活性。瑜伽或普拉提课程对保持关节的活力和柔韧性以及提高关节活动度有很大帮助。

- 不要久坐！至少每小时要离开办公桌或沙发活动一下，做一些简单的伸展运动，这样你的关节就不会变得僵硬。

- 定期按摩可以帮助缓解偶发的关节僵硬，反复发作的疼痛或僵硬问题可以通过运动按摩来改善。

- 泻盐（硫酸镁）浴或足浴可以极大地缓解僵硬和疼痛问题。在热水中放入 2~3 把盐，浸泡至少 20 分钟以获得最佳效果。

- 对长期颈椎痛和腰痛的人群而言，合适的枕头和床垫非常重要。

低骨密度

骨骼是一种活组织，在整个童年和青少年时期都会持续生长和变强壮，女性在 30 岁左右达到骨密度峰值。此后，骨密度开始逐渐下降，当女性进入更年期雌激素水平急剧下降时，骨密度会加速下降。在绝经后的 5~7 年间，骨密度最多可下降原有水平的 20%，这增加了骨折的风险。

我们的骨骼有一层致密的外层，称为皮质骨或密质骨，约占我们骨骼重量的 80%。这是骨骼最坚硬的部分，它大约每 10~12 年更新一次。坚硬的密质骨可以保护松质骨或小梁骨的内部海绵层，也就是负责生成血细胞的骨髓。这个位置的密质骨的更新频率较其他位置的密质骨更频繁，大约每2~3年更新一次。骨基质维护着骨骼的健康，骨基质的化学成分分为两种，一种主要由胶原蛋白形成，负责骨骼的灵活柔韧性，另一种主要由钙和磷组成，使骨组织非常坚硬。

你知道吗？

无论何时通过锻炼来使骨骼变强健都不会太迟。即使以前从未锻炼过，你的骨骼也会对锻炼带来的冲击做出积极反应。重要的是要循序渐进和逐渐积累，以避免对本不强壮的骨骼造成压力或损伤而出现骨折。

因为旧骨骼较脆弱且易受损，所以骨骼健康的关键在于骨骼的自我更新过程。我们的骨组织中含有破骨细胞和成骨细胞，破骨细胞负责将旧骨定期吸收，而成骨细胞可以形成新骨代替旧骨，二者共同确保我们骨骼的强壮和健康。骨骼是反应性组织，需要通过外界冲击来刺激成骨细胞以使骨骼更强壮，这就是为什么抗阻运动对骨骼健康来说非常重要。

什么是骨质疏松症？

骨质疏松症发病慢，经过长期的发展而形成，长年累月，骨骼会逐渐变脆弱，进而增加骨折的风险。在严重的情况下，它可能导致脊柱骨骼部分塌陷，咳嗽或打喷嚏则可能导致肋骨骨折。骨质减少是发展成骨质疏松症的必经阶段，从这一点来说，可以通过骨扫描来检查骨密度是否过低来预防（见表3-1）。

表 3-1 骨质疏松症的常见体征和高危因素

骨质疏松症	
常见体征	致病因素
较轻度的跌倒会导致手腕或髋部骨折 由于骨脆性增强而发生骨折，如咳嗽或打喷嚏时肋骨骨折 身长缩短 脊椎前倾或驼背 需借助上肢力量才能在椅子上站起来 关节或肌肉疼痛	高龄 更年期提前 缺乏锻炼 有家族病史 体形瘦弱娇小或 BMI 值低于正常范围 长期使用类固醇药物 酗酒或吸烟 化疗 有进食障碍史，如厌食症或暴食症

采取何种营养干预措施？

当谈及如何改善骨骼健康时，每个人都会自然而然地想到钙，虽然钙对骨密度非常重要，但它只是其中一个因素。事实上，需要一系列营养素之间协同作用，才能最大限度地提高我们的骨骼健康水平。例如，如果我们体内的维生素 D 水平很低，那么吃大量含钙的食物或者坚持不懈地服用钙补剂就没有多大意义，因为我们需要维生素 D 来帮助钙的吸收，否则钙会随尿液排出体外。

乳制品不是钙的唯一来源，尽管它在日常生活中简单易得。绿叶蔬菜每

每天吃两大把绿叶蔬菜，如西蓝花、羽衣甘蓝、西洋菜
或卷心菜，因为它们可以为保持
骨骼健康一站式补齐各种营养素。
每天吃大约5~7份蔬菜。许多蔬菜的维生素C含量高于水果。

100 克的含钙量大约是牛奶的 2 倍，是沙丁鱼的 5 倍（沙丁鱼中可食用的软鱼骨含有钙）。如果你执行无乳制品饮食法，可以选择富含钙的植物奶。

可以保证骨骼健康的另一种重要营养素是镁，因为人体代谢钙和维生素 C，以及将维生素 D 转化为可以支持钙吸收的活性形式的过程中离不开它。锌也会和维生素 D 协作，参与钙的吸收工作；锌是形成破骨细胞和成骨细胞所必需的——破骨细胞可以分解旧骨骼，成骨细胞可以形成新骨骼。

硼是保护骨骼健康营养小分队中的另一个重要成员，同样地，它和其他营养素有协同作用。与镁一样，人体将维生素 D 转化为活性形式的过程离不开硼。研究表明，硼还有助于使钙和镁被人体完美吸收。

提到维生素 K，你可能认为它只是一种有凝血作用的维生素，但其实在促进骨骼健康方面它也有重要作用，因为维生素 K 有助于合成一种被称为骨钙素的蛋白质，这种蛋白质可在新骨形成过程中促进钙的硬化。

骨胶原的合成必须有维生素 C 的参与，而 90% 的骨基质为骨胶原，它

每周吃 2 次沙丁鱼，以增加钙的摄入量和补充维生素 D。

的作用就像水泥一样将骨骼中的各种物质黏合在一起。维生素 C 不能在体内储存，因此我们需要通过饮食来不断摄取维生素 C，这样才能保持最佳的骨骼健康状态。

蛋白质也是我们骨骼健康营养小分队的队员之一。蛋白质是所有身体细胞的关键组成部分，骨骼和牙齿的构成都离不开蛋白质，当然它还是组成我们的皮肤、头发和指甲的原料。

应该避免哪些食物？

经常饮酒会影响成骨细胞发挥正常功能，破坏骨骼更新过程。

茶中的单宁可能会与钙结合影响钙在肠道的吸收率。饮茶时间最好与进餐前或进餐后相隔至少 1 个小时，以优化身体对钙的吸收。

食谱灵感

沙丁鱼富含钙元素，把一罐水浸沙丁鱼与土豆泥、柠檬汁和欧芹碎混合。把混合好的鱼肉酱捏成饼形，薄油煎至两面酥脆。

在沙拉中加入红甜椒、一大把欧芹碎、切碎的羽衣甘蓝或圆白菜丝，以增加额外的维生素 C。

做一杯富含镁的蔬果汁。把两大把羽衣甘蓝或圆白菜和半根黄瓜、一个大苹果、一把薄荷叶在榨汁机中打匀。

119

碳酸饮料含有大量的磷酸，这可能会消耗更多的钙。

在早餐时，食用麸皮有可能会影响钙的吸收，因为麸皮所含的植酸能与钙结合并直接由肠道排出体外。大黄和菠菜中的草酸也会抑制肠道对钙的吸收。

生活方式小贴士

- 骨骼是具有反应性的活组织，需要受到冲击压力才能生长，因此要进行有规律的负重锻炼，如散步、跑步、跳跃，以及网球、羽毛球、壁球等使用球拍的运动或跳舞。这些对骨骼施加一定的压力的锻炼可以促进骨骼的更新。

- 多样性和挑战性很重要，因为我们的骨骼和肌肉会很快适应常规运动。为了获得最大的益处，锻炼计划中应包含多种不同形式的运动项目，当感到可以轻松掌握动作后就要适当提高锻炼强度。

- 每周进行 1~2 次抗阻训练，可以使用杠铃、哑铃、壶铃等器械或弹力带，以增加肌肉力量并促进骨骼更新。

- 建议每周进行 150 分钟的中等至剧烈的运动，请提前计划好锻炼时间，以避免因其他事情而耽误锻炼。

- 有规律地练习瑜伽可以增强力量、柔韧性和平衡性，降低跌倒的风险。瑜伽是一项集拉伸、有氧运动、抗阻训练于一体的运动，而抗阻训练对成骨细胞有积极的影响。

- 建议戒烟，吸烟会使骨密度降低原骨密度的 25%。

指甲脆弱易断

从 45 岁左右开始，你的指甲可能越来越脆弱易断，这也不是什么稀奇事，哪怕之前你的指甲一直长得又快又好。我们的指甲负责保护手指头和脚趾头，它们的主要成分是一种叫作角蛋白的硬蛋白，这种蛋白质也存在于我们的皮肤和头发中。指甲以每月约 3~4 毫米的速度生长，但这可能也会因年龄、饮食结构或基因等因素而有所不同。健康的指甲坚韧、红润，表明人体血液循环良好，指甲质地或颜色发生改变可能是身体出现某些健康问题的征兆。

你知道吗？

指甲脆弱是甲状腺功能低下的一个常见症状，所以如果该问题长期困扰着你，请务必咨询医生。

典型症状

- 指甲经常脆裂或折断
- 甲分裂
- 指甲太软且容易弯曲

为什么会发生指甲脆弱？

无论男女，老化是指甲变脆弱的常见原因，但步入更年期后所发生的雌激素下降会导致角蛋白层变薄，可能会导致你的指甲更容易劈裂或断裂，如表 3-2 所示。

表 3-2　指甲脆弱的系列症状及致病因素

症状	致病因素
甲分裂	老化；经常接触水或化学品，包括指甲油；外伤；真菌感染；扁平苔藓；银屑病
指甲劈裂、脆弱或脆裂	膳食中缺乏蛋白质、铁、维生素 A 或钙；胃酸过少；老化；脱水
指甲发黄	局部真菌感染
指甲表面有白斑	指甲根部或甲床受损；饮食中缺乏锌或钙
指甲颜色偏白	贫血；血液循环不良
指甲有竖纹	营养吸收不良；缺乏铁或 B 族维生素；老化
指甲有横纹	压力过大、受伤或患重大疾病；银屑病；湿疹

采取何种营养干预措施？

日常饮食中摄入优质蛋白质非常重要，这样你的身体就有了充足的原料来生产角蛋白，以保持指甲强韧和健康。在第 2 章中提出的关于平衡血糖的建议对于指甲健康也大有益处，因为里面有关于在饮食中增加蛋白质摄入量的指南。

脱水也会导致指甲干裂，所以要注意多补水，多吃富含水分的各类蔬菜和水果。

维持指甲健康需要钙，铁元素也非常重要，因为要想保持指甲健康就要源源不断地把氧气运输到指甲周围的组织中，而这个过程离不开铁的帮忙。铁缺乏的情况在经血量过多或月经时会出现"血崩"的女性中很常见。

B 族维生素、生物素、维生素 C 和锌在指甲健康方面都起着关键作用，它们可以减少指甲断裂、使指甲组织更强韧和改善指甲的营养吸收情况。缺乏维生素 B_{12}、维生素 A 或维生素 D 都可能导致指甲变得干脆易断。

食谱灵感

增加硅、钙和铁摄入量的简单方法：做沙拉时，放入一些蒲公英叶子（在农贸市场或健康食品超市中可以买到）。

炒菜时，放入一些含锌丰富的香菇和虾，从而让锌的摄入量成倍增加。

做蔬菜汤或焗烤菜时，放入 1 汤匙亚麻籽，以增加蛋白质的摄入量。

确保每顿正餐和加餐中都含有蛋白质，以摄入产生角蛋白所需的氨基酸。
避免在正餐时喝茶或咖啡。这样一来，矿物质的吸收便可畅通无阻。

> 橙色食材，如红薯、胡萝卜和南瓜都是 β-胡萝卜素的丰富来源，而 β-胡萝卜素在体内可以转化为维生素 A。

锌对身体各个机能来说都是很重要的矿物质，身体生长、伤口愈合和细胞合成都必须有锌的参与。缺乏锌会影响甲床的结构，使指甲变薄弱并出现白斑。

必需脂肪酸有助于滋养指甲，各种水果和蔬菜都含有支撑细胞结构和支持细胞膜的硅，有助于指甲变强韧。一些草本植物也可能有所助益：蒲公英是硅、铁、维生素 A 和 B 族维生素的来源；荨麻含有铁和钙。

应该避免哪些食物？

减少高糖食物和精制碳水化合物类食物的摄入量。因为摄入太多糖不仅会扰乱血糖水平，而且还会降低锌的吸收率，而锌对指甲健康很重要。

避免过量饮用碳酸饮料。这些饮料含大量磷酸，可以降低体内铁和钙的吸收率。饮用过多的茶和咖啡也会影响矿物质的吸收。

生活方式小贴士

- 在剪指甲之前先浸泡指甲，避免因为指甲太干而发生断裂或分层脱落。
- 涂抹指甲油前使用底油，以防止指甲变黄，并减少使用洗甲水，因为洗甲水会使指甲变脆弱。

- 多在户外晒太阳，增加皮肤接触紫外线 B 段射线的机会，以增加体内维生素 D 的含量。

- 使用洗涤剂、清洁液或任何其他形式的化学品时，请佩戴手套。

- 避免粘贴假指甲，因为可能会使其下面的真指甲变脆弱。

- 护手霜和指甲修护霜都有助于减少干燥。

脱发

　　我们的头发是由一种叫作角蛋白的坚韧蛋白质构成的。人会掉头发是正常现象，每天在不知不觉中我们会失去 50~100 根头发。大多数女性都希望拥有能为颜值锦上添花的秀发，相信没有人能在脱发越来越严重、头发变得干枯稀少时还能保持淡定。不幸的是，随着更年期的临近，脱落的头发变得越来越多，所以必须重视起来。虽然对大多数女性来说，一旦身体适应更年期后，脱发就会停止，但那些脱发时刻还是挺让人厌烦的。

典型症状

- 无论看上去还是摸上去，头发都比以前更稀薄
- 头皮变得更清晰可见

- 梳头后的梳子里存留有大团头发
- 浴室地漏经常被头发堵塞
- 头发变得干脆易断

为什么会发生脱发？

在 45 岁左右开始的雌激素水平下降会影响身体生成角蛋白的能力，角蛋白是一种蛋白质，是构成皮肤、头发和指甲的关键成分。体内较低的角蛋白水平会使头发变得更稀薄、更脆弱。

铁元素的缺乏是导致脱发的一个主要原因。在绝经前期经血过多和经期"血崩"的女性通常都会缺铁。另外，素食也可能是导致缺铁的一个原因，因为植物中的铁元素不易被身体吸收。

饮食中缺乏某些有助于头发合成和维持健康发质的关键营养素可能是导致脱发的原因之一。压力大、甲状腺功能低下或糖尿病等病症、辐射暴露、体重骤降、化疗和服用一些药物也都有可能是导致脱发的因素。

采取何种营养干预措施？

摄入足量的蛋白质对于头发的强韧和健康非常重要，因为蛋白质是身体产生角蛋白的原材料。富含蛋白质的食物通常含铁量也较高，因此日常饮食中要包含足量的肉

食谱灵感

拌沙拉使用牛油果油代替橄榄油，以增加对头发有益的维生素 E 和生物素的摄入量。

在富含维生素 C 的蔬菜沙拉中加入 1 汤匙富含铁的南瓜子，以改善铁的吸收。

当吃蔬菜辣椒酱炒饭时，用藜麦代替糙米饭，因为藜麦含有更多的蛋白质。另外，煮藜麦时加入一块低盐高汤块以改善风味。

类、鱼和鸡蛋或荚果、坚果和种子，因为这些食材含有促进头发健康的所有必需元素。

高蛋白质饮食也有助于保持血糖稳定，血糖稳定对于维持激素平衡以及减轻肾上腺的负担非常重要，这样在绝经后肾上腺才能有余力生产身体所需的少量雌激素（见第 2 章）。

维生素 B$_7$ 也叫生物素，在维持头发健康中起着重要作用，缺乏生物素会导致脱发。维生素 C 和维生素 E 都可以促进头皮部位的血液循环，从而保持头发毛囊健康以吸收更多的营养供给头发生长。多吃水果和蔬菜可以帮助你最大限度地获取这些关键维生素和抗氧化剂，从而维持头发毛囊健康，促进生发。锌可以支持免疫功能，是细胞形成和生长的基石，对于保持头发浓密和强韧亦有帮助。

必需脂肪酸有助于改善发质，这对于头发干燥脆弱的人来说无疑是巨大的福音。

如果压力是导致你脱发的原因之一，那摄入镁可能会有所帮助，因为镁可以提高身体适应性，减少压力对身体造成的应激反应。有镇静作用的花草

每顿正餐和加餐都摄入蛋白质和复合碳水化合物，
有助于血糖平衡。

选择更易被人体吸收的动物来源的铁，如瘦肉、
鱼或鸡蛋中的铁。坚定的纯素食主义者，务必要增加维生素
C 的摄入量，这是因为维生素 C 可以提高铁的吸收率。
选择全谷物食品，如全麦面包、糙米和全麦意大利面，
它们都是生物素的良好来源。

茶，如甘菊茶、缬草茶或柠檬香蜂草茶，都有助于缓解压力。圣约翰草以其抗焦虑特性而闻名，但在服用前请先咨询医生，以避免和其他药物产生交叉作用。人参也具有提高身体修复能力的作用。

应该避免哪些食物？

避免节食或限制性饮食——当你因饮食问题导致某些必需营养素缺乏时，你的头发会毫不留情地掉给你看。

你知道吗？

生鸡蛋中含有一种叫作抗生物素蛋白的蛋白质，它可以与生物素结合并阻止其吸收，但煮熟的鸡蛋则不存在此问题。所以今后制作新鲜蛋黄酱或培根蛋酱意大利面时要注意这个问题。

为了头发的健康，要避免阻碍身体吸收营养的食物或饮料：酒精会消耗 B 族维生素、维生素 C 和锌；茶和咖啡会影响植物性来源的铁的吸收，因此饮用时间最好和用餐时间间隔约 2 小时；在麦麸、燕麦、菠菜和大黄中发现的化合物——植

酸和草酸盐，也会降低铁的吸收。要避免油炸食品和其他饱和脂肪含量过高的食物，因为这些食物会影响必需脂肪酸在体内的代谢。

生活方式小贴士

- 使用含有生物素、维生素 C、维生素 E 或芦荟的护发产品有助于改善头发出现的各种问题。

- 善待头发。避免在头发还湿着的时候去梳理头发，以免损伤头发。尽量让头发自然变干，因为吹风机的强劲热风可能会损伤头发。

- 如果脱发严重，请去医院检查以排除身体发生病变的可能。

- 扎马尾或编辫子不宜过紧，以免过度拉扯头皮。

- 针灸、反射疗法和按摩等补充疗法有助于减少因压力造成的脱发，也可以促进血液循环。

- 试着每天按摩头皮以促进血液循环。

皮肤干燥、瘙痒和痤疮

皮肤干燥是绝经前期常见的早期预警信号。在这个时期，有些女性的皮肤会变得瘙痒难耐，尤其在晚上睡觉时会感到异常不适，本来在绝经前期出现的激素波动和盗汗就已经很影响睡眠质量了，现在再加上皮肤瘙痒，可谓雪上加霜。另一件恼人的事就是痤疮——不堪回首的青春期记忆，人到中年后脸上又突然冒出痘痘着实让人心烦，但其实在绝经前期这种事很常见。

你知道吗？

　　西蓝花、卷心菜和抱子甘蓝等十字花科蔬菜富含硫化合物，可以为肝脏排毒护航和促进皮肤健康，让肌肤光滑，富有弹性。

皮肤的最外层称为表皮，其外层由名为角蛋白的硬蛋白组成。我们的皮肤是身体最大的器官，与其他器官不同，皮肤暴露在外界更易受到伤害，如阳光、污染或受伤。皮肤也是反映身体内部健康情况的绝佳晴雨表，因为皮肤状态与血液循环、肝脏功能和消化功能、免疫功能甚至压力水平都有关联。

健康的皮肤需要良好的水油平衡——水来自储存在我们皮肤细胞中的水分，可使皮肤组织饱满而富有弹性；由皮肤皮脂腺分泌的油脂起到了屏障的作用，保证水分不会蒸发掉。

真皮位于表皮下层，其含有胶原蛋白和弹性蛋白。皮肤的强度和结构主要由胶原蛋白决定，弹性蛋白则决定了皮肤的弹性和柔韧性，所以皮肤才不至于破裂。

典型症状

- 皮肤干燥或有皮屑
- 皮肤紧绷
- 皮肤易有裂纹或开裂
- 皮肤发红
- 短时的剧烈瘙痒
- 长疹子或粉刺
- 皮下出现肿块并有痛感

为什么会发生皮肤干燥、瘙痒和痤疮？

年轻女性出现皮肤干燥通常是由于缺乏天然油脂，但随着年龄的增长，皮肤干燥或受损的原因往往更为复杂。

这可能是由于缺乏保持皮肤水润所需的水分或油脂，或者二者皆缺乏。还有，构成皮肤的角蛋白、胶原蛋白和弹性蛋白皆会因长时间暴露在阳光下而受损，从而导致皮肤变得干燥和受损。另外，由于雌激素还会影响表皮再生的速度，即新生的细胞到达角质层取代旧细胞的速度。所以，随着雌激素水平的下降，这个过程也会随之减慢。

始于绝经前期的激素变化会对我们的皮肤和保持皮肤健康的保护机制产生重大影响。雌激素下降会导致皮脂腺产生的油脂和胶原蛋白的量减少，皮肤因此开始变得干燥、缺乏光泽和变薄。此外，它还会导致一种被称为瘙痒症的病症，皮肤会有轻微瘙痒感，多数人并不知道这也是更年期的症状之一。在绝经后期瘙痒症通常会消失，因为身体已经适应了激素的变化。

雌激素水平过低也会引发激素失衡，从而使睾酮对身体的影响力增强，长疹子或痤疮的根本原因也在于此。

我们的消化吸收对皮肤健康有着非常重要的影响。消化功能差会降低保持皮肤良好状态所需的关键维生素和矿物质的吸收。肝脏中毒素的积聚也可能是导致皮肤毛孔堵塞的一个因素。

采取何种营养干预措施?

可以改善皮肤健康、减轻更年期和衰老所带来的影响的饮食方法有很多。解决皮肤干燥问题最重要的事情之一是多吃含有 ω-3 脂肪酸和 ω-6 脂肪酸的食物;因为这些营养素可以起到保持皮肤细胞中水分的作用,从而使皮肤组织既柔软又有弹性。如果你打算服用补剂,那就耐心一点儿,因为可能需要一个月的时间才能见效。

维生素 A、维生素 C、维生素 E 和锌等抗氧化营养素具有协同作用,使我们的皮肤远离衰老带来的退化。维生素 C 是合成胶原蛋白和弹性蛋白的关键材料,二者则可使我们的皮肤饱满且富有弹性。维生素 C 也是一种水溶性维生素,有助于维持皮肤细胞的水分含量。维生素 E 是一种脂溶性维生素,可协助皮脂腺来保持皮肤水分。维生素 C 与维生素 E 会协同工作来保护皮肤组织。涂抹维生素 E 护肤霜也有助于减少皱纹。

维生素 A 和 β - 胡萝卜素(人体将其转化为维生素 A)有助于保护皮肤免受阳光伤害并缓解皮肤干燥。维生素 A 可以有效减少痤疮,并可与锌协

食谱灵感

将胡萝卜或橙色甜椒切成条状,蘸牛油果酱食用。橙色蔬菜富含 β - 胡萝卜素,这种营养素在人体内可转化为维生素 A。牛油果酱则是维生素 E 的绝佳来源。

在沙拉酱中加入压碎的大蒜,为肝脏提供更多的保护。

犒劳自己一份对皮肤具有保湿功能的抗氧化饮品:把 1/2 个西蓝花、2 把羽衣甘蓝,1/2 根黄瓜和 2 个苹果榨汁饮用。

作以减少炎症，促进皮肤修复和更新。锌对于皮脂腺有效分泌油脂也很重要。

维护肝脏的排毒路径也会对皮肤健康产生巨大影响，特别是如果你正在服用药物（包括非处方止痛药）、经常饮酒或咖啡、经常吸烟或暴露于污染或化学物质中。上述这些情况都会加重肝脏的负担，导致其运行效率低下，从而引起皮肤毛孔堵塞和瘙痒。肝脏在处理激素和确保体内雌激素保持合理平衡这两个方面都起着非常重要的作用，所以保护肝脏也有助于缓解瘙痒。B 族维生素、维生素 C、镁和锌作为催化剂，都是参与排毒反应的重要营养素。吃富含硫化合物的食物，如西蓝花、花椰菜、卷心菜、大蒜、洋葱和鸡蛋，都有助于肝脏有效处理毒素。

通过摄入全谷物、荚果和蔬菜获取足量的膳食纤维对于保持消化功能正常运行很重要。如果经常出现便溏或腹泻，那么这可能会影响身体吸收维持皮肤健康所需要的关键营养素。肠道菌群失衡（微生态失调）也可能是营养吸收率低的一个原因，肠道中有足够数量的有益菌对于消化功能正常运行非常重要。如果你觉得自己肠道菌群存在失衡问题，那请多摄入发

吃蔬菜时淋上一些橄榄油可促进对皮肤友好的
脂溶性维生素 A 和维生素 E 的吸收。
每周吃 3 次富含脂肪的鱼。如果你是纯素食主义者，可以增
加奇亚籽、亚麻籽、火麻仁或核桃的食用量，以确保获得
足量的多不饱和脂肪酸。

> 尝试自制开菲尔酸奶或泡菜，以增加肠道有益菌的数量；入门级自制套装可在健康食品商店或网上购买。

酵食物，如开菲尔酸奶、泡菜或酸菜，在这些食物发酵过程中会有大量的有益菌生成，它们对肠道健康产生积极影响。每天吃乳酸菌发酵的原味酸奶对想保持肠道内有益菌数量以及维持菌群平衡的状态的人来说是个不错的选择。

鉴于植物雌激素具有类雌激素作用，富含植物雌激素的饮食有助于使皮肤饱满而富有弹性（见第215~216页）。

众所周知，多喝水非常重要，所以目标是每天喝6~8杯水。保持体内水分充足有助于保持皮肤细胞的水润充盈。如果只喝白开水很难达到目标的话，喝花草茶和柠檬苏打水也可以。多吃水果和蔬菜也会有所帮助，因为它们富含水分和对皮肤有益的抗氧化剂。

应该避免哪些食物？

限制酒精和咖啡的摄入量，因为二者的利尿作用会使皮肤水分减少，加速皮肤衰老。酒精还会消耗生成胶原蛋白所需的维生素C和支持肝功能的B族维生素。

避免油炸食品，因为它们含有的自由基会损害皮肤，影响皮肤组织的完整性。饱和脂肪含量高的食物要适量摄入，如加工肉类、肥肉和奶酪，因为这些食物会妨碍对于皮肤健康非常重要的必需脂肪酸的功能的发挥。

摄入过量的糖分和含糖食物带来的糖基化反应会破坏体内关键蛋白质的作用（见第 89 页）。如果破坏的是对我们皮肤的结构和强度非常重要的胶原蛋白，那就可能会导致皮肤下垂和皱纹。过多的糖也可能破坏肠道菌群的平衡，从而影响营养物质的吸收。

生活方式小贴士

- 尽量减少暴露在强烈的阳光下，使用品质良好的防晒霜，以避免过强光照导致的皮肤老化和干燥。

- 避免吸烟或被动吸烟，因为尼古丁会促进血管收缩，剥夺皮肤所需的氧气和关键营养素。

- 洁面后务必使用润肤霜，最好是含有可促进皮肤健康的维生素的润肤霜。

- 避免淋浴或泡澡的水温过高，避免造成皮肤干燥并洗掉皮肤中的天然保湿油脂。

- 去除皮肤角质和死皮细胞可以使润肤乳更有效地渗透进皮肤。

- 避免刺激性的肥皂或抗菌凝胶，因为它们会使皮肤变干燥或刺激皮肤。

- 定期运动可改善血液循环,使氧气和营养物质更有效地被输送到皮肤细胞中。

Other Physical Symptoms
其他身体症状

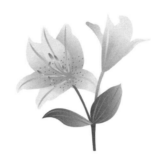

疲劳和精力不济

相信绝大多数女性都对伴随更年期而来的疲劳和精力下降深有体会。四五十岁的女性比以往任何时候都要忙碌，既要兼顾繁忙的家庭生活和工作，又要努力赡养年迈的长辈，本就身心俱疲的时期又雪上加霜般出现更年期疲劳问题，真是屋漏偏逢连夜雨，糟糕至极。

更年期疲劳的表现不尽相同：可能是睡醒后仍感觉困乏和精神不振；体力状态时好时坏；感觉每天都耗尽精力地强撑着度过，纯粹靠意志力维持日常生活；或者精神萎靡倦怠，以至于很难集中注意力，缺乏动力，效率低下。

典型症状

- 慢性疲劳
- 缺乏耐力
- 虚弱感
- 精力下降
- 反应迟钝
- 注意力不集中

- 缺乏创造力
- 失去忍耐力
- 易激惹
- 冷漠或失去动力
- 判断力变差
- 记忆力下降

为什么会疲劳或精力不济？

更年期内的激素波动常常会让你感到疲劳，所以如果你感觉自己的体力和精力大不如前是很常见的。在这个阶段学会善待自己很重要，不要苛求自己，切勿执念过深，需要休息的时候就停下来。更年期是一个过渡阶段（很像青春期），随着时间的推移，身体会适应激素的变化，自己便会恢复如初。在更年期内，你把自己照顾得越好，感觉就会越好，因为照顾好自己意味着体内的激素变化也在朝着好的方向发展。

此外，还有一些其他具体的原因可以解释为什么你会出现更年期疲劳。

许多女性在绝经前期出现经血量过多或"血崩"的情况，加之有时月经周期会缩短，这会让人感觉好像

你知道吗？

年龄的增长和慢性压力都可造成胃酸过少。胃酸过少会降低人体对蛋白质、铁和维生素 B_{12} 的吸收率，缺乏这些营养素则会导致体力下降。

永远都在出血。这样最直接的后果可能是轻度的缺铁性贫血。铁缺乏的典型症状包括疲劳、头痛、肤色苍白、心悸和舌痛。另外，缺乏维生素 B_{12} 和叶酸（维生素 B_9）也会导致贫血。人们一般很难将缺乏维生素 B_{12} 与体力下降联系起来，因为人体中维生素 B_{12} 的储存量可维持正常生命活动长达 5 年，所以就算由于饮食中维生素 B_{12} 摄入不足而造成体力下降的情况真实存在，那也得需要很长时间才会表现出来。

血糖失衡也是原因之一。血糖平衡对于身体能够持续获得能量供给至关重要。血糖骤升骤降会让人感到疲倦、易激惹、发抖、头痛、头晕、困倦和渴望甜食或精制碳水化合物类食物。

压力也是导致疲劳的关键原因。中年女性通常要兼顾工作和家庭（包括操持家务和赡养老人），再加上还有其他林林总总的大事小事都可能导致压力增加。

在我营养诊所的来访者中，我发现慢性压力是最常见的疲劳原因之一。除了压力事件本身耗费精力外，持续的压力还会消耗 B 族维生素、维生素 C 和镁，而这三者是人体产能过程涉及的一系列反应需要的基础营养素。缺乏 B 族维生素也会导致思绪混乱，记忆力和注意力难以集中。在绝经后，慢性压力也使肾上腺分泌雌激素这件事难上加难。

失眠在更年期也是一个大问题。很显然，潮热和盗汗会明显影响睡眠质量，但哪怕你不存在潮热和盗汗问题，睡觉时体内激素的上下波动也会让人很难睡安稳，所以即便睡着了，但醒来后，你仍然会觉得好像没睡觉似的，还是那样累。

对中年女性来说，由消化问题导致的营养吸收不良也可能是一个需要重视的问题。营养吸收不良的典型症状包括疲劳、胃胀气和气胀、便秘和腹泻、体重降低、贫血、头发稀薄、指甲易断、焦虑、脑雾和健忘、肌肉松弛和免疫力下降。如果所摄入的食物消化吸收率低，那么通过饮食摄取的宏量营养素（脂肪、碳水化合物或蛋白质）就难以被利用，身体就会缺乏燃料，或者微量营养素（维生素和矿物质）的利用率会降低，身体因而无法将燃料转化为能量。

如果你持续感到疲劳，并在休息后并无好转，请咨询医生以排除其他病变，如甲状腺功能减退症、糖尿病、慢性疲劳综合征、睡眠呼吸暂停综合征或其他需要专业人士诊疗的慢性疾病。

采取何种营养干预措施？

万丈高楼平地起这个道理同样适用于饮食营养，平衡血糖就是所谓的"平地"。在第 2 章中已对此进行

> **食谱灵感**
>
> 早餐时在麦片或粥中加入 1 汤匙南瓜子，以增加产生能量所需要的铁，以及增加可提供持续饱腹感的蛋白质。
>
> 用鹿肉犒劳自己一下——每 100 克鹿肉的铁含量约是牛排的 2 倍，是蛋白质极好的瘦肉来源。
>
> 把杏仁用小火烤 10~15 分钟，然后与橄榄油、辣椒粉、红甜椒粉或其他你喜欢的香料混合。烤杏仁富含 B 族维生素和镁，是一种美味的零食。

了详细阐述。如果你意识到这点并坚持落实，那么其他许多事就会水到渠成，因为能保持血糖平衡的食物也同样会为身体提供适当的能量和身体产能所需的关键微量营养素。

与人体产能相关的各种反应都需要某些特定的营养素，这样产能过程中的每个阶段才可以顺利进行。这些营养素包括镁、B 族维生素、辅酶 Q_{10}、锌、铜、铁和维生素 C。

如果你觉得自己存在铁缺乏的可能，请务必咨询医生，进行血液检查。维生素 B_{12} 或叶酸的缺乏可能是导致缺铁的一个原因。如果服用铁补剂，请与喝茶或咖啡的时间至少间隔 1 小时，因为这些饮品会阻碍铁的吸收。如果你正处于缺铁的临界点，那么就应多吃富含铁的食物。维生素 B_{12} 仅存在于动物性食物中，因此纯素食主义者需要密切关注自身体内维生素 B_{12} 的水平。

如果你确定压力是导致你感到疲劳的主要因素，那么维持血糖平衡是解决此问题的关键，因为每次血糖水平大幅下降时，身体都会释放皮质醇和肾上腺素。吃富含 B 族维生素、镁和维生素 C 的食物有助于帮助肾上腺更好地应对压力。

多吃全谷物食品（如全麦面包、糙米饭和全麦意大利面）以及绿叶蔬菜

注重多样性: 目标是在一周内至少吃 20 种不同类型的蔬菜。

有助于增加镁、B 族维生素和维生素 C 的摄入量。同时，这些食物也是容易消化的膳食纤维的极好来源，可帮助我们从所食用的食物中获得必需的营养素。

保持体内水分充足是获得最佳能量水平的关键，仅 2% 的脱水就会显著降低耐力、速度和体能。脱水的典型症状包括口渴、头痛、便秘、皮肤和眼睛干燥、意识模糊和疲劳。大脑含水量不够会导致意识模糊、健忘和注意力下降。

有效的营养吸收依赖于健康的肠道菌群，肠道菌群由一系列不同的菌株组成。保持菌群平衡对于维持最佳健康状态非常重要，因为肠道菌群对免疫功能而言也很重要。而做到这一点的最好方法就是保证饮食的多样性。紧张忙碌的生活总是让我们下意识地选择快速、简单和相同的餐食。你的饮食越多样化，你肠道中的有益菌就会越快乐，并会生长得又好又壮。

泡菜、开菲尔酸奶或酸菜等发酵食物对肠道菌群都非常有益，所以日常要注意多吃这类有助于保持肠道健康的食物，尤其是在接受过抗生素治疗后。

将精制淀粉类食物（白面包、白米饭、白意大利面）换成未经精加工的淀粉类食物（全谷物面包、糙米饭、全麦意大利面）。
每周至少连续 3 天不饮酒，这会大大改善睡眠质量。

你也可以考虑服用消化酶补剂，以促进脂肪、蛋白质和碳水化合物的吸收，或是服用有助于支持肠道菌群平衡的益生菌胶囊。

应该避免哪些食物？

避免摄入过多含糖量高的食物——如蛋糕、饼干和巧克力，以及精制碳水化合物类食物，如白面包、白米饭和白意大利面——它们会影响你的血糖水平，导致疲劳倦怠和睡眠不佳。

经常饮酒会导致身心俱疲。虽然饮酒后可能会很快入睡，但酒精的镇静作用会扰乱你的睡眠周期，延长快速眼动周期（即会做梦的时段）的时间，让你难以进入深度睡眠。虽然你整夜都睡着，但睡眠质量会受到影响，早上醒来时仍会充满疲乏感。酒精还会消耗体内的 B 族维生素，同时会起到利尿的作用，使人易脱水。

不要过度摄入咖啡因很重要。适量摄入咖啡因可以迅速让你充满精力，有助于在短期内保持头脑清醒，但摄入过量的咖啡因会对身体产能产生负面影响。由于咖啡因有强大的刺激作用，所以它会导致一些人失眠；此外，它不仅会阻碍铁的吸收，也会影响胰岛素分泌，导致血糖水平下降。

咖啡因的每日推荐摄入最大值为 400 毫克，但对敏感的人来说，哪怕摄入的咖啡因剂量较少也会对身体造成显著影响。具体来说——1 杯浓缩咖啡的咖啡因平均含量约为 82 毫克，1 杯拿铁咖啡（中杯）含有 164 毫克咖啡因。1 杯茶含有 50~75 毫克咖啡因，具体含量因冲泡时间的长短而有所不同。有人可能会认为绿茶是一种草本茶，但它的咖啡因含量和红茶一样，所以要注意区分哪些饮品含咖啡因，哪些不含。

有些人会发现自己在吃了某种特定的食物后会感觉乏力和困倦。如果有这种情况发生，说明你可能对该种食物较敏感。养成记录饮食和所对应身体症状的习惯可以帮助你确定某种特定食物是否影响你的精力。

生活方式小贴士

- 如果你在一天中需要提醒才能想起来喝水，请在智能手机上设置喝水提醒。

- 测试你对咖啡因的反应，找出自己在几点后不能喝含咖啡因的饮品，这有助于避免失眠。

- 试试泻盐（硫酸镁）浴或足浴。在浴缸中加入 2~3 把泻盐并浸泡至少20 分钟。通过皮肤被吸收的镁，会起到放松肌肉和镇定神经系统的作用，助你睡个好觉。

- 感到疲倦时适度运动可以提升精力，哪怕你并不太喜欢运动，因为运动可以促进血液循环，将氧气输送到全身。找到自己真正喜欢的运动很重要，这样有助于长期坚持。

- 适时离开工位活动活动，利用午餐时间多呼吸一些新鲜空气。这些行为对于降低压力水平都会有帮助。

- 如果慢性压力对你来说是一个问题，多做一些能放松身心的活动，如跟着下载到智能设备上的正念应用程序练习或参加瑜伽课。

失眠

即使生来不知失眠为何物的人也可能在更年期经历失眠。

失眠的杀伤力实在太大，因为当你睡不好时，其他事情都会跟着一起变糟糕——你会更疲惫、难以集中注意力、更情绪化、健忘、易激惹、缺乏创造力和脾气暴躁。这一切在更年期都会变得更加严重，因为你可能已经因更年期而出现了这些症状，失眠无疑会使情况恶化。

你知道吗？

睡前洗个热水澡或泡澡可以激发身体的冷却机制，对失眠也有帮助。在泡澡时加入一些泻盐有多种益处，因为泡泻盐浴可以增加镁的摄入量，起到放松身心、静心安神的作用。

急性失眠通常是因为生活中发生了让你感到操心的事，如工作面试或就诊预约。当压力源消失时，急性失眠也会随之消失。而慢性失眠是指每周至少出现 3 次失眠，且这种情况持续至少 3 个月以上。

典型症状

- 难以入眠
- 整晚睡不着
- 睡眠不安稳
- 精力不足和疲劳
- 易激惹

- 难以集中注意力
- 情绪脆弱
- 记忆力差
- 焦虑或情绪低落

144

为什么会发生失眠？

首先，对更年期女性来说，失眠通常与激素波动幅度大和盗汗有关，因为盗汗会让你在夜间更容易醒过来。其次，压力也是一个常见因素，许多更年期女性既要忙于工作又肩负家庭责任，从而承受着过大的压力。再次，不合理的饮食和不良生活方式也会导致失眠。此外，环境问题，如噪声、温度或光线都会影响你的睡眠。众所周知，轮班工作和时差都会破坏原有睡眠模式。需要注意的是，失眠也可能是抑郁或焦虑的症状，如果担心是这种情况的话，建议先咨询医生。

采取何种营养干预措施？

如果你能够轻松入睡，但是总是在半夜毫无理由地醒来，有可能是血糖的原因。如果入睡前血糖过高，身体会分泌胰岛素来降低血糖，血糖大幅度降低会引发皮质醇和肾上腺素的分泌。而一旦身体处于压力反应中，你就会一直保持清醒，很难入睡。保持全天血糖平衡也有利于激素分泌的平衡，以减少会影响睡眠质量的潮热的发生概率，相关内容请详见第2章。

提到睡眠就不得不提到氨基酸中的色氨酸这一影响睡眠的关键因

食谱灵感

把1个西蓝花切成小块后焯水2~3分钟。捞出沥干后，拌入橄榄油和杏仁片，以增加镁和钙的摄入量。

把红薯切粗条后和橄榄油、1小撮红甜椒粉或孜然拌匀，放入烤箱中，高火烤30~40分钟。这道美食可作帮助血糖平衡的小菜。

一个简单快速增加色氨酸摄入量的方法：做意大利肉酱或辣豆酱时用火鸡肉馅替换牛肉馅。

素，燕麦、鸡肉和火鸡或牛奶都富含色氨酸。人体把色氨酸转化为血清素，血清素又会转化成褪黑素，而褪黑素是控制我们睡眠—觉醒周期的激素。

可以在晚餐时选择全谷物食物作为主食，因为全谷物会让下一次的饥饿感来得更慢，并有助于维持血糖平衡。如果你习惯较早吃晚餐，那么睡前饿时可以吃些小零食，如燕麦饼干配鹰嘴豆泥或坚果酱，以帮助在睡前稳定血糖。

如果你在床上躺下后脑中思绪乱飞，停也停不下来，那么镁可能对你有很大帮助。镁能使身心放松，降低血压，放松肌肉。绿色蔬菜如卷心菜、羽衣甘蓝和西蓝花都含有大量的镁和钙。镁的矿物质搭档（钙）也可以提高睡眠质量，因为它有助于调节睡眠周期。

如果你的失眠问题主要是由潮热和盗汗引发的，那通过摄入富含植物雌激素的食物来使激素保持平衡是解决这个问题的主要方法。黑升麻、红车轴草或圣洁莓等草药都有助于缓解潮热。持续服用玛卡粉数周，可以非常有效地缓解使你夜里无法安心入眠的盗汗问题，同时玛卡粉也可以帮助提高思维清晰度。

将精制淀粉类食物（如白面包、白米饭和白意大利面）换成未经精加工的淀粉类食物（如全谷物面包、糙米饭和全麦意大利面）。
后者中的碳水化合物释放更缓慢，所以你不会因夜间的血糖崩溃而睡不着觉。

甘菊茶、缬草茶和柠檬香蜂草茶等草药茶也具有促进睡眠的镇静特性。如果因胃灼热、腹胀或消化不良而难以入睡，可以饮用具有助消化作用的薄荷茶。

应该避免哪些食物？

　　咖啡因是导致失眠的罪魁祸首。也许你以前并不会受其影响，但是处于更年期时，情况可能会完全不同。咖啡因是一种强大的天然兴奋剂，对神经系统有显著影响，当你处于更年期这个人生过渡阶段时，身体会变得更加敏感。一般而言，每个人对咖啡因的反应都不尽相同，人体代谢它的能力取决于肝脏中一种叫作细胞色素 CYP1A2 的代谢酶的含量，其含量因遗传、年龄和健康状况而异。对大多数人来说，需 4~6 个小时才能代谢掉咖啡因，因此建议晚上避免喝咖啡、茶、可乐和吃巧克力。

　　你可能觉得睡前小酌一杯能让你睡得更好，但对于睡眠而言，酒精其实是一把双刃剑。虽然酒精可以帮助你入睡，但酒精也会扰乱睡眠周期，并通过延长快速眼动周期（即会做梦的时段）的时间，使你难以进入深度睡眠，

　　检查一天中的咖啡因摄入量是否过多，并找出在几点后摄入咖啡因会影响你的睡眠，确定这个时间点可以帮助你更好地入睡。这个时间点可能比你想象的要早得多。
每周至少连续 3 天不饮酒，如果可以的话，尽可能地保持下去。这将大大提高你的睡眠质量。

从而使你睡醒后感到疲倦不堪。

代谢一个单位的酒精大约需要1小时。如果你觉得1个单位的酒精差不多等于1份烈酒（杯子比你想象的要小得多）中含的酒精的话，那你猜的八九不离十。一瓶葡萄酒至少含9个单位的酒精（取决于葡萄酒的酒精度数），一罐330毫升的高级拉格啤酒含3个单位的酒精。如果你在喝了几杯酒后把所有的单位酒精加起来，你就会发现你的身体会一整晚几乎都忙着代谢掉酒精，而这会扰乱你的睡眠。当然这还没算上喝酒会引发的血糖崩溃的影响，所以喝酒后会影响睡眠是显而易见的。

吃熟成奶酪、萨拉米香肠等腌制肉类和泡菜或酸菜等发酵食物对一些敏感的人来说可能也是一个问题。这些食物中富含一种叫作酪胺的化合物，它会激活神经递质去甲肾上腺素的分泌和大脑中的唤醒机制，促进精神警觉性并增加心率，让你做好"战或逃"的准备。如果你认为这些食物会影响你的睡眠，最好在晚餐时间避开它们。

尽量避免晚餐吃得过于丰盛。红肉、奶酪和含有奶油或辛香料的菜肴可能会导致消化不良、胃食管反流或腹胀，令人难以安然入睡。

生活方式小贴士

- 营造有利于睡眠的环境，让房间温度保持在凉爽的16~18℃，准备好备用被褥，以便随时增减被褥以调适体感温度。

- 如果你易受噪声或光线干扰，请考虑使用耳塞或眼罩。如果房间太亮，请使用遮光百叶窗和窗帘。

- 禁止在卧室内使用智能设备。智能手机、平板电脑和笔记本电脑发出的蓝光会影响褪黑素的分泌。

- 在白天多呼吸新鲜空气和锻炼都有助于改善睡眠。要避免在晚上进行剧烈运动，以免造成过强的刺激而影响入睡。

- 至少在睡前1小时内不使用智能设备，这样有利于身心做好睡眠的准备，这个时间段，你可以做些放松的活动，如阅读、看电视或听音乐。

- 争取在每天的相同时间睡觉和相同时间起床。研究表明，规律的就寝习惯有助于生物钟保持正常。

体重增加

就好像更年期的各种症状还不够折磨人一样，更年期时体重还会不断增加，这就像压死骆驼的最后一根稻草。哪怕之前从未因体重烦恼过的女性，在这个时期也会发现体重数字逐渐上升。而那些一直在努力控制体重的女性则会陷入减肥困难期，因为那些曾经有效的减肥策略在此时好像都失灵了。

典型症状

- 腰带必须要松一个孔才能系好
- 衣服穿起来不再合适或太紧

- 衣橱里能穿的合身衣服越来越少
- 衣服要变大一个尺码才合身

- 快走或爬楼时气喘吁吁

为什么会发生体重增加?

中年女性身上常见的一种情况是,哪怕饮食和生活方式都没有改变,腹部堆积的脂肪也越来越多。这背后的原因主要是体内激素的变化。随着女性进入绝经前期(通常在45岁左右),卵巢内的雌激素分泌会变得不稳定,并随着时间的推移逐渐下降。尽管如此,我们仍然需要一定量的雌激素才能保持肌肉紧实和身体健康,并在以后的岁月中继续保持良好的工作状态,因此身体早就为你留有后手(见第2章)。

你知道吗?

有一种理论认为,身体会默认某个重量是最适合你的体重。如果你的体重发生变化(上升或降低),那么经过一段时间后,你的新陈代谢和食欲都会做出相应的调整,以使你能恢复到原始体重。这个理论可以解释为什么你减重时会遭遇平台期,体重会不再下降或反弹。比起体重快速下降,缓慢、稳定的减重是帮助身体调整对自身重量认知的最佳方式。

当进入更年期时,肾上腺会按照既定计划来接管分泌雌激素的重任,释放我们需要的少量雌激素。然而,肾上腺也同时负责分泌应激激素,如果你生活中充满各种压力,那肾上腺会因忙于分泌皮质醇和肾上腺素而无暇分泌雌激素。因此,身体会转向第三条路,即在腹部储存脂肪,因为该区域的脂肪细胞具有激素特性,并且可以储存雌激素。只要你还处于各种压力中,想减掉脂肪就会变得极其艰难。

体内皮质醇水平很高的话，那么，在运动时身体更倾向于分解肌肉供能而不是分解脂肪，这就是虽然你也有运动但往往效果不尽如人意的原因。

中年渐渐发福的背后可能还有其他原因。一个原因是运动量的减少。伴随更年期而来的疲倦感可能使人难以唤起锻炼的动力。另外，许多女性因为对身材感到自卑而不愿锻炼，或因为盆底肌变弱而出现运动时漏尿这样的难言之隐而不愿锻炼。然而，殊不知这个时期恰恰是应该通过锻炼促进整体健康的时期。

情绪低落、焦虑、疲劳和压力往往会导致食用更多高糖高油的食物，因此你可能在不知不觉中改变了饮食习惯，从而不可避免地出现了体重增加的问题。某些病变和药物，如类固醇或抗抑郁药，可能会有导致体重增加的副作用。过量饮酒或戒烟通常也会导致体重增加。睡眠不足也可能是体重增加的一个因素，因为经常失眠会破坏影响食欲的激素，使你更难控制自己的食欲。

采取何种营养干预措施？

要想在绝经期和绝经期后成功减肥且不反弹，持续性是关键。这时不要再指望有什么快速瘦身的方法了，能在几周内轻松减掉六七斤的阶段早已一去不复返了，因为人到中年后，新陈代谢不再和以前一样。你要做的就是持续地把管理体重这件事贯彻下去并保持耐心——终会有减重成功的那一天，但这需要时间。

我不喜欢计算能量，也不喜欢流行饮食法或过于严苛的减肥方法。它们的效果对中年女性来说可能适得其反。

　　计算能量的问题之一在于它会让人变得过于痴迷计算本身这件事，问题之二是计算时是只计算食物所含的能量而不考虑食物中的营养成分。例如，膳食脂肪的能量相对较高，按照计算能量的逻辑来看，遵循低脂饮食无疑符合低卡饮食的要求，但仅仅因为坚果、牛油果、鹰嘴豆泥、富含脂肪的鱼、豆类、小扁豆或草饲牛肉等食物的脂肪含量高而把它们排除出饮食的做法绝对是一个巨大的错误。实际上，这些食物是更年期女性的朋友，因为它们含有高水平的单不饱和脂肪酸和多不饱和脂肪酸，适量摄入有助于加速新陈代谢，维护大脑和心脏健康，保持激素分泌平衡，促进皮肤健康。

　　如果你够幸运的话，某些过于严苛的饮食法或排毒饮食可能会让你在短期内减掉几斤，但根据我的临床经验，这种快速减重效果很难持久，体重很快就会反弹。因为快速减重会扰乱身体的新陈代谢，身体会想方设法恢复原样，这样你就会在几个月后恢复甚至超过原来的体重。

　　对中年女性来说，如想做好体重管理，最明智的饮食方式是第 2 章

食谱灵感

　　把烤土豆换成烤红薯，后者的纤维含量更高，尽管吃起来味道较甜但其实可以帮助平衡血糖，让饱腹感更强。

　　喝饮料时增加一些仪式感。尝试新口味的柠檬苏打水，如选一个漂亮的玻璃杯，在苏打水中放入一些接骨木花或大黄和生姜、一束薄荷或一片水果。

　　甘草茶可以抚慰你渴望甜食的心灵。

中列出的让血糖保持平衡的方法，原因如下。

第一，让血糖保持平衡的方法摒除了许多最易导致体重增加的食物：巧克力、糖果、饼干、蛋糕和烘焙食品等；精制碳水化合物类食物和酒精。

第二，让血糖保持平衡的方法可促进更年期女性体内的宏量营养素的最佳平衡，因为它要求每餐中的宏量营养素都保持恰当比例，以确保你能够摄入足量的营养素以保持身体健康、肌肉紧实、心态乐观。

蛋白质用于细胞的生长和修复，可防止肌肉因年龄增长而变弱。吃富含蛋白质的食物也有助于减少对糖的渴望。大多数含有蛋白质的食物同时也含有脂肪，食用这样的食物可谓一举两得。因为除了能为我们身体的各个系统提供全方位的支持外，在每顿饭或加餐中都摄入脂肪有助于增加饱足感，从而延长下次饥饿感来的时间。

碳水化合物是身体的主要（但不是唯一）能量来源，因此毫无疑问我们确实需要适量的碳水化合物。要多注意摄入富含膳食纤维的复合碳水化合物，因其能提供持续的能量、帮助食物的消化和代谢，而这些是实现减重目标的基础。

第三，让血糖保持平衡的方法强调蔬菜多样性——为了获得各种维生素、矿物质和其他微量营养素，这有助于维持体内激素平衡并缓解更年期症状。

第四，让血糖平衡的方法有助于培养规律饮食的习惯，这样你就不会跳过一餐不吃或饮食不规律，你的身体（包括大脑）将会有规律地持续获得它们所需的营养。如果你那十几岁的孩子经常跳过一餐不吃，你肯定不会高兴，因为青春期是成长和发育的关键时期。在更年期，你应该像关爱孩子那样来爱自己。

第五，让血糖保持平衡的方法简单且可持续。每顿饭和加餐都遵循混合摄入蛋白质和膳食纤维的基本原则意味着你不会感到饥饿、烦躁或有被剥夺感，这样你才能一直坚持下去。

此外，一些女性认为限时进食法可以有效减重。这种饮食法要求人每天只在有限制的 8 小时内进食，在其余的 16 小时内要断食（只喝水或花草茶）。例如，上午 10：30 吃早餐，在晚上 6：30 之前结束晚餐。其理论依据是此法可让身体进入修复状态而不是生长状态，对健康和减重有益。

如果你想尝试此方法，需要先考虑以下两点。首先，在减重期间，每顿正餐和加餐遵循这一方法仍然非常重要。其次，它并不适合所有人。有些人的血糖反应相较其他人来说更为敏感，也就是说你的血糖波动可能更明显。如果你无法接受断食较长时间，并且容易出现低血糖症状，如轻微的头疼、

重新定义你对享受的理解，吃巧克力、蛋糕或酒精不在其内。你可以把泡澡、按摩或美甲等可以放松身心的事情纳入其中。

头晕或其他不适，那么这种方法可能不适合你。建议你还是遵循常规的血糖平衡饮食法，在开启忙碌的一天前先吃好早餐。

常见减重误区

- 无法掌握正确的进食量。久坐不动是现在很多人的生活方式，所以一天中需要的能量并不是太大，要注意不要摄入过量的碳水化合物。

- 早餐时，麦片摄入过量。一份麦片的标准量为30~40克，比想象的要少得多。用电子秤称量出一份麦片的量，这样你就能更直观地看到实际应该吃多少。

- 午餐和晚餐时食用过多的含淀粉类碳水化合物的食物（如米饭、土豆、面包或意大利面）。除非你正在为马拉松或铁人三项进行强化训练，或者你从事的是需要不停走动的职业（如护士），否则这类食物不应超过总食物量的1/4。

- 食用了隐藏的糖。每个人都知道巧克力含糖量高，但某些加工食品的含糖量可能比你以为的还要多，从而阻碍减重进程。养成检查食品标签的习惯，如检查常食用的早餐麦片、水果酸奶、意大利面酱、果汁或奶昔等的标签。记住1茶匙糖的量约为4克，这样你换算起来会更方便。

> 晚餐时多吃蔬菜和淀粉类食物，因为在一天结束时可能不需要那么多高能量密度的食物。

> 戒酒：此举对于减重的效果可谓立竿见影，此外还有 助于缓解多种更年期症状，如潮热或疲劳。

- 少吃一餐以限制能量摄入，然后在两餐之间更渴望甜食或碳水化合物。

- 只购买低脂食品。食物失去了脂肪也意味着风味的损失，所以厂商会在产品中添加额外的糖或盐来弥补损失的风味。此外，去掉了脂肪的低脂产品同时也丢失了宝贵的 ω-3 脂肪酸。不妨比较一下你最喜欢的低脂食品和全脂食品的标签，看看二者之间到底有什么不同，这些不同的地方是否真的对你有益。

- 经常饮酒。哪怕每天仅喝一两杯葡萄酒，也会影响你的减重能力。因为这不仅会影响你的血糖，而且还会影响肝脏的其他重要工作，包括产能和脂肪代谢。

- 缺乏持续性。随着年龄的增长，体重越来越难减轻，所以不要在几周内看不见成果就推翻原先的减重计划，而是要经过若干月的实践后再调整计划。如果你总是尝试几周后就放弃，那一切努力都是徒劳，不会有任何收获。同样重要的是要认识到，"犒劳自己一下"不是每天或每周都犒劳自己，应只是偶尔为之，如果你想成功减重，那就每月一次吧。

- 运动后摄入食物过量。运动时会大量耗能，这对减重自然有帮助。然而，如果你在运动后吃很多巧克力、可补充能量或增肌的食品，或比平时正餐吃得还要多，则很有可能抵消了运动带来的能量消耗。除非你正在进行高强度的训练（这不包括每天在健身房练1小时），否则你可能不需要吃得比平时更多，当然也不需要能量零食／饮料。

- 运动不足：哪怕你认真坚持每周去健身房3次，但如果其余时间都坐在办公桌前或沙发上，那你也不会成功减重。把运动当作一种生活方式是有效减重的必要条件。平时要把经常起来活动活动作为你的"零食"。

- 不折不扣，吃货一个。你可能每次吃的量虽然不多，但一整天都在吃东西，特别是因此而不吃正餐，这也是一个问题。相比总在随机吃零食的人，每顿正餐都规律进食，尽量保持食物分量一致的人更容易知道自己一天中到底摄入了多少能量。

生活方式小贴士

- 连续记录饮食日志。这个方法有助于识别你的弱点，你会发现实际吃的比以为的要多得多。

- 定期锻炼对于减重很重要，因为其会调节应激激素的分泌。目标是每周锻炼5小时，其中包括2.5小时的剧烈（无氧）运动和2.5小时的有氧运动，如步行、爬楼、做家务等日常活动。

- 间歇训练适合中年女性，即在短时间内做较高强度的运动，促进脂肪燃烧。

157

- 负重或自重抗阻练习,如瑜伽和普拉提,可以使肌肉更紧实,促进脂肪燃烧。

- 要坚持锻炼并提前安排好锻炼时间,让它成为一种习惯。把运动当作一种生活方式是保持身材的好方法。

- 调整生活方式以降低压力水平,避免出现不堪重负的情况:重新审视工作与生活之间是否平衡,安排一些放松身心的活动,如按摩、泻盐浴、在大自然中散步。

- 保持体内水分充足。口渴的感觉通常会被混淆为饥饿感,所以在你觉得有点饿的时候,先试着喝一杯水,看看饥饿感是不是消失了。

- 尽量早睡以确保睡眠充足,把卧室打造成适宜睡觉的环境(见第148~149页)。

- 使用较小的餐盘可以帮助你控制食量。使用较大的餐盘往往会在不知不觉间吃下更多的食物。

- 不要在饿的时候去超市购物——那真是自寻烦恼。如果你太容易被超市中的食物所诱惑,可以改为网上购物,这样你可能会发现更容易坚持自己的饮食计划。

头痛

导致头痛的因素很多,包括压力、激素变化、失眠和缺乏某种营养素。本来这些因素就易在更年期出现,所以一些女性在四五十岁时常出现头痛也就不足为奇了。

典型症状

- 钝痛、跳痛或刺痛感
- 额头或太阳穴发紧
- 头晕
- 头皮按压痛

- 眼睛痛，对光敏感
- 恶心或呕吐
- 颈部和肩膀肌肉紧张

为什么会发生头痛？

紧张性头痛是头痛中最常见的类型，主要表现为头部有钝痛感。其主要是由于头部和颈部肌肉的过度收缩造成的。这种类型的头痛通常是由情绪压力、忧虑或焦虑引发的；此外，不良姿势也可能是诱因之一。

月经性偏头痛常出现在临来月经前，通常在月经来潮后的第 1 天或 2 天得到缓解。其主要由月经前雌激素的下降引起，在绝经前期的几年里，随着激素波动变得更剧烈，月经性偏头痛可能会加剧。

此外，头痛也可能是缺铁的一种表现，这种情况在临近更年期时出现经血量过多或血崩的女性身上更易出现。

即使是轻微的脱水也会导致持

你知道吗？

睡觉时，卧室最好保持凉爽，因为过热会使血管扩张从而引发头痛。

续的头痛。过量饮酒后会有宿醉头痛，即一跳一跳的疼痛感和恶心。低血糖也会导致头痛，如少吃了一顿饭或者两餐之间间隔过久时。

一些较敏感的人群也会因某些食物而出现头痛或偏头痛，常见的罪魁祸首包括咖啡、巧克力、红酒、精制糖、味精、麸质和组胺含量高的食物。

睡眠不足和疲劳也是导致头痛的原因之一。这在更年期女性中非常常见。此外，眼疲劳也会引发头痛，痛感通常发生在前额两侧，因为更年期恰好也是我们的眼睛开始发生变化的时期。

如果你经常喝大量的茶和咖啡，当突然停止不喝时，可能会头痛。咖啡戒断会使血管扩张而引起头跳痛，所以如果希望控制咖啡因摄入量时，请采取循序渐进的方式。

持续头痛或头痛越来越严重也可能是高血压或其他潜在病变的征兆。当你有此类症状时，请咨询医生。

采取何种营养干预措施？

规律摄入含有蛋白质和复合碳水化合物的膳食有助于维持血糖水平并降低因饥饿而引发的头痛的概率，

食谱灵感

如果不喜欢喝白水，可以在苏打水中放入一些接骨木花、水果块、1束薄荷做成补水饮品。

自制具有镇静神经功效的热饮：在沸水中放入2茶匙柑橘叶和1束薄荷，泡4~5分钟即可。

抗炎茶：在开水中放入1块拇指大小的去皮生姜（切薄片）、1/2个青柠挤出的汁和3~4片薄青柠片，煮3~4分钟即可。

请参阅第 2 章。

镁可以舒缓肌肉和血管紧张度，有助于缓解疼痛。它还是一剂天然的压力缓冲剂，有镇静神经系统和降低血压的作用。饮食中富含镁和维生素 B_6 可以缓解经期头痛。

可以饮用具有镇静作用的花草茶，如可缓解压力的甘菊茶或是具有天然镇静作用的缬草茶。

如果是经血量过多或血崩导致的头痛，那就要多吃富含铁的食物以减少因每月失血过多而贫血的风险。

保持体内水分充足。每人的全天需水量会因年龄、体形、活动量、环境温度等因素而不同。对大多数人来说，每天需要 6~8 杯水，但这不是说喝了 6~8 杯水就不缺水了，检查身体是否缺水的最好方法是观察尿液颜色。正常的尿液应该是淡黄色。如果颜色更深，说明你可能脱水了，如果尿液完全无色，

如距离下顿饭尚有数个小时，可增加一份营养均衡的加餐，这可以避免低血糖带来的头痛。

每天吃 5 份蔬菜和 2 份水果，以补充水分。

每天食用足量的绿叶菜（如菠菜、卷心菜、羽衣甘蓝或西蓝花）以增加镁和维生素 B_6 的摄入量。

那么说明你补水过度了，体内水分过量会影响体内的矿物质平衡，并可能给肾脏带来压力。多吃水果和蔬菜也有助于补充水分，因为它们也含有大量的水分。

应该避免哪些食物？

酒精和咖啡因都是利尿剂，会促进身体脱水，更易引发头痛，所以要控制二者的摄入量。要采取循序渐进的方式减少咖啡因的摄入量，因为骤然的戒断会引发头痛（2~3 天）。

如果你怀疑某些食物可能引发头痛，不妨记下当天吃了什么食物和发生了什么症状，这样有助于甄别出你对哪些食物敏感。

发酵食物、熟成奶酪、红酒和腌制肉类（如萨拉米香肠或培根）都是高组胺和（或）酪胺含量的食物，而这二者都是头痛的常见诱因。对一些较敏感的人群而言，加工食品和含有较多人工添加剂、精制糖或味精的食品也会引发头痛，所以要尽量避免这些食物。

生活方式小贴士

- 泻盐（硫酸镁）浴或足浴将有助于肌肉放松并减轻头部和颈部的肌肉紧张。
- 定期运动有助于缓解紧张情绪，降低头痛发作的概率。

- 下载提醒补水的应用程序于智能设备上，帮助你跟踪记录全天的水分摄入量。

- 注意保持良好的姿势（也有助于强化盆底肌），避免用笔记本电脑或手机时低头太久。

- 缺氧也会导致头痛，因此每天能呼吸到充足的新鲜空气很重要。建议不时练习深呼吸，以帮助氧气输送至全身。

- 针灸、反射疗法或按摩也可以帮助缓解肌肉紧张。

消化问题

在步入绝经前期后，许多女性开始出现消化不良的问题，这令人苦不堪言。更年期消化不良的出现常使人感到手足无措，尤其是你并没有改变饮食习惯或生活方式的情况下，是很难找到明显的触发因素的。

当消化系统运行良好时，排便也会很有规律；大便很柔软，形态像香肠一样，易于排出，并且不会有任何腹部不适。最佳消化能力是指身体可以吸收产能、增强免疫力、保持激素平衡以及支持身体各关键系统所需的所有营养素。当然，消化系统运行不畅时会影响到身体的每个细胞，并对身体某些系统或所有系统产生不良影响。把肠胃养好，其他一切事情都会水到渠成。

典型症状

- 腹部鼓胀
- 胃肠气胀
- 有不适的饱腹感
- 肠道蠕动缓慢
- 便秘

- 便溏
- 大便干硬
- 腹部绞痛
- 消化不良
- 胃灼热或反酸

为什么会出现消化问题？

在临近绝经期的前几年中，雌激素的较大幅度波动会影响消化功能，并导致水分潴留，造成令人不适的腹部鼓胀。雌激素的下降可能会使皮质醇的分泌增加，从而减慢消化速度，使身体无法充分消化食物。最终导致气体积聚和腹部鼓胀，造成消化不良。

食物的消化始于口腔，唾液会释放出一种消化酶，在我们咀嚼时分解部分碳水化合物。如果你狼吞虎咽，没有充分咀嚼食物，那么消化的第一步就会似蜻蜓点水，而这可能会导致消化不良，甚至引起腹胀。

胃酸在蛋白质消化方面起着重要作用，蛋白质通过化学消化被分解成氨基酸。胃酸过少会致使饭后产生令人不适的饱腹感——就好像食物一块块地堆积在胃里。未完全消化的食物残渣最终会进入小肠，导致腹胀和产气增多。衰老、慢性压力、饮酒或细菌感染都是胃酸过少的常见原因。

肠道菌群失衡（微生态失调）是消化不良的常见原因。肠道由数十亿种不同的细菌菌株组成。它们被称为肠道菌群，在促进人体整体健康以及确保消化功能保持正常方面发挥着至关重要的作用。当然，这离不开各菌群之间的良好平衡，不友好的细菌或酵母菌（如白色念珠菌）过度繁殖，则可能导致肠易激综合征（IBS），腹胀、产气增多、便秘和腹泻等一系列症状就会出现。肠道菌群失衡的常见原因包括使用抗生素、慢性压力、细菌感染、低膳食纤维饮食或高糖饮食。

某些食物会使肠胃敏感的人出现胃酸反流和肠易激综合征。

缺乏运动和脱水都会导致便秘。

如果你的排便习惯突然发生了改变，请务必咨询医生，以排除潜在的病变。

> **你知道吗？**
>
> 如果你想计算食物通过肠道的时间，也就是食物从进食到排出的时期，吃一份甜菜根（将粪便染成粉红色）或甜玉米粒（很难分解），然后留意你的大便，看看需要多长时间它们才会被排泄出来。一般来说需要 18~24 小时：短于这个时间，说明营养吸收不充分，超过这个时间，则说明便秘。

采取何种营养干预措施？

能轻松排出的健康粪便的形成离不开膳食纤维、必需脂肪酸和水。

可溶性膳食纤维对于解决便溏或腹泻的问题非常有效，因为它会减缓消化速度，帮助身体充分吸收营养。此外，它还通过吸收多余的水分来改善大便的质地。不可溶性膳食纤维无法被消化，可以让大便体积增加，促进排便，缓解便秘。但对肠胃敏感的人来说，不可溶性膳食纤维可能会造成不适。均衡摄入两种膳食纤维才能确保消化系统的健康。

大多数食物既含有可溶性膳食纤维又含有不可溶性膳食纤维。可溶性膳食纤维含量高的食物包括燕麦、苹果、红薯、豆类，以及水果果肉和蔬菜；富含不可溶性膳食纤维的食物包括全谷物、水果皮、蔬菜和豆类，以及坚果和种子。

必需脂肪酸有助于"润滑"大便，以使其顺利通过肠道。所以含足量的富含脂肪的鱼、坚果、种子、牛油果和橄榄油的膳食可以使消化系统功能发挥得更为理想。水对于大便形成理想的质地很重要，因此每天喝6~8杯水来维持体内充足的水分对于消化系统的健康至关重要。

如果肠胃蠕动缓慢，镁则会有所帮助，因为粪便需要肠道肌肉有节律的收缩和舒张来推动才能通过肠道，而肠道的正常蠕动需要镁的参与才能完成。

发酵食物，如开菲尔酸奶、泡菜、酸菜、天贝和纳豆，都是有益菌极好的食物来源，它们具有保健作用，可以维持肠道菌群健康。此外，每天喝一份活性高的普通酸奶也可以提供维

食谱灵感

为达到"每周50种食物"的目标，不妨在焗菜、烤菜中加入迷迭香、百里香、香叶和鼠尾草，或是在沙拉以及炒菜中加香芹碎或香菜碎。

为达到"每周50种食物"的目标，在做隔夜燕麦粥时额外加入些其他混合谷物。还可以在燕麦粥中加入荞麦片或小米片。

为达到"每周50种食物"的目标，在粥里或早餐燕麦片中放一把南瓜子、葵花子、芝麻和奇亚籽的混合籽料。

持肠道菌群健康的有益菌。如果你想尝试自制开菲尔酸奶或泡菜，网络上有许多简单的入门级自制套装售卖。

研究表明，食物的多样性有助于肠道菌群的健康，因为这有助于刺激不同有益细菌的繁殖。因此，相比每周只吃固定的几样食物，拓宽食材选择范围更为重要。

益生菌补剂在恢复肠道菌群平衡方面也非常有效，尤其是当你因某些原因不得不服用抗生素时。如果你决定服用补剂，请选择含有多种不同细菌菌株的产品，而不是只以含菌数量高低作为选择标准，因为补剂的功效不仅仅是由含菌数量决定的。在有些人身上可能会发生服用益生菌补剂后症状反而恶化的情况，那是因为益生菌在刚开始发挥作用时会造成刺激。所以，建议大家从低剂量慢慢开始，在几周内逐渐增加到产品说明上的推荐剂量，给身体一些调整的时间。另外，还要避免添加了菊粉或低聚果糖的食品，尤其是你易腹胀或胀气时，因为这些产品具有益生元特性，可能会过度刺激敏感的肠道，使你的症状加重。

一定要为肠道菌群提供其所需的丰富多样的食物来源，目标是每周吃 50 种不同的食物。以下是实现这个目标的一些参考思路：多多拓宽水果和蔬菜的选择范围，增加不同香草和香料，选择一些不常见的谷物，如藜麦、小米或卡姆小麦，或尝试不同的肉类、鱼类、坚果和种子。

如果你经常只吃一点儿就感觉有饱胀感，可以试试在 1 小杯水中加入 1 茶匙苹果醋或柠檬汁，并在进餐前喝下。这有助于改善胃酸水平并促进蛋白质消化。

应该避免哪些食物？

　　辛辣食物、柑橘类水果、西红柿、咖啡因、薄荷和酒精都会引发胃酸反流，有此症状的人最好避开这些食物。过量的咖啡因也可能起到通便的作用，因此如果你经常便溏或腹泻，需要注意这一点。酒精会从多个方面干扰消化，包括刺激胃壁，加快食物通过肠道的时间，导致便溏或腹泻，同时还会降低营养吸收率。

　　高糖和富含精制碳水化合物的饮食会破坏肠道菌群的平衡，使肠道中的酵母菌被激活，进而导致念珠菌的过度繁殖，使人出现腹胀、产气增多、消化紊乱、疲劳和脑雾等症状。

　　有些食物中富含发漫成分，这是一类不易被肠道吸收的碳水化合物。这类食物对于肠胃敏感的人而言更是难以消化。发漫成分的英文为 FODMAPs，即发酵性低聚糖、双糖、单糖和多元醇的英文缩写。你可能也

　　早餐、午餐和晚餐时要分别避开麦片、三明治和意大利面，以免摄入过多的麸质刺激肠胃。早餐以燕麦为主，午餐选择汤或沙拉，晚餐用米饭替换意大利面。

曾留意到，在吃完豆子后通常会产气增多，这是因为大多数豆类属于中高等发漫食物，它们富含低聚糖。

低发漫饮食法是由澳大利亚莫纳什大学的研究人员研发的，它可以非常有效地缓解某些慢性消化系统疾病的症状。此饮食法要求在 6 周内完全不吃所有高发漫食物，然后再把所剔除的食物逐个重新引入饮食中，以筛查出到底是哪类食物引发的肠胃不适。该饮食法很难执行，因为它的要求非常严格，最好是在营养专家的协助下完成。

常见的高发漫食物包括大蒜、洋葱、豆类、西蓝花和其他十字花科蔬菜、麸质和乳糖。如果你觉得自己可能对上述某种食物敏感，低发漫饮食法可能值得你尝试。如果你想尝试低发漫饮食，可以下载相关应用程序，应该会有所帮助。

消化不良也有可能是因为对某种食物过敏。食物过敏亦可能是后天形成的，因此以前吃起来没问题的食物突然在四五十岁时成为问题也并不奇怪。过敏症状主要是由免疫反应引发，免疫反应会激活抗体来防范对身体的威胁。人对某种食物过敏是因为这种食物已被免疫系统认定为潜在的病原体。炎症反应作为免疫系统的第一道防线之一，会导致腹胀以及消化道被刺激，这些

通过将含精制面粉的食品换成全麦面包、糙米饭或燕麦 等全谷物食品来增加膳食纤维摄入量。

可能就是你消化不良症状的根源。

　　肠道菌群失衡和慢性压力都是导致食物过敏的常见诱因。如果你觉得存在这方面的问题，试着连续 2~3 周记录饮食和相应身体症状，以便理清消化不良症状到底是由哪种食物引起的。圈定可疑食物的范围后，再尝试在 3~4 周内不吃该食物，然后再重新食用它，观察症状是否复发，以确定二者之间是否有直接联系。

生活方式小贴士

- 不要站着吃饭！务必要坐下来慢慢地认真吃饭，这样你的消化液就会有充足的时间来完成工作。

- 细嚼慢咽。虽然你不必每次嚼 32 下，但是要确保没有直接吞咽大块的食物，因为你的胃里可没有牙齿。

- 坚持定期锻炼，每周至少进行 3 次 1 小时的剧烈运动。这将帮助你养成良好的运动习惯。

- 不要久坐！要追求积极的生活方式，不要一坐下就连续坐好几个小时。上下楼走楼梯、步行上班、做园艺劳动等能让你与你的肠道活动活动。

- 多做一些可以放松身体、恢复精力的活动，如按摩、反射疗法、瑜伽和在大自然中散步都有助于缓解压力。压力会造成肠道紊乱，导致腹胀、便秘或便溏。

高胆固醇和心脏病

在进入更年期之前，女性患冠心病的风险要比男性低，但在绝经后情况就开始有所改变。心血管健康是值得每个人都关注的问题，但如果你正被各种更年期症状（如潮热、失眠或焦虑）搞得焦头烂额，你可能不太会过多留意心脏发生了什么变化，尤其是当你尚未意识到绝经后女性患心脏病风险会增加这一事实。

心脏是一种肌肉组织，可将脱氧的血液泵送到肺部以进行气体交换。含氧多的血液被带回心脏后又被泵至全身各处，为所有细胞和组织输送氧气，确保它们能够正常运行。然后，血液会返回心脏，为新的氧气供应做好准备。如果心脏缺少正常运行所需的氧气，就会出现心绞痛、心脏病发作或心力衰竭。

胆固醇是一种蜡状物质，在人体内具有多种作用。由于心血管疾病与胆固醇升高有关，所以关于胆固醇的负面报道居多，但我们也要认识到胆固醇是我们不可或缺的物质，因为它是身体每个细胞的重要组成部分，以及我们需要它来制造性激素。

胆固醇可以由肝脏合成，也可以经由食物摄取。血液中胆固醇的高低会根据你的实际情况来变化。如果你食用了含胆固醇的食物，如鸡蛋或贝类，肝脏合成的胆固醇数量就会较少以保持其平衡。

胆固醇附着在脂蛋白上随血液到达身体各部位：如果你曾经做过血液胆固醇检查，可能见过低密度脂蛋白 (LDL) 和高密度脂蛋白 (HDL) 这两个术语。低密度脂蛋白负责把身体所需要的胆固醇运载到各个器官供其使用。高密度脂蛋白则负责将任何多余的低密度脂蛋白带回肝脏，它们会在肝脏中被分解并排出体外。

血压是判断心脏是否健康的重要指标。它包括收缩压和舒张压。

• 收缩压，是最高值，测量的是心脏每次跳动时血压对动脉壁施加的压力。

• 舒张压，是最低值，测量的是两次心脏跳动之间血液对动脉壁施加的压力。

典型症状

• 胸痛或心绞痛
• 心悸
• 心脏病发作
• 心力衰竭
• 呼吸困难
• 疲劳
• 腿部或脚踝肿胀
• 心跳加快
• 头痛

为什么会发生高胆固醇和心脏病？

主要原因是动脉粥样硬化，即动脉中脂肪沉积物的堆积导致流向心脏的血液供应减少或被阻断。体内的低密度脂蛋白过高则会导致动脉粥样硬化，因为过多的低密度脂蛋白会在动脉壁上堆积起来，破坏动脉壁，这也是为什么有时低密度脂蛋白胆固醇被称为"坏"胆固醇。另外，高血压也有可能导致动脉粥样硬化。

适当增加高密度脂蛋白与低密度脂蛋白的比例至关重要，因为血液中的高密度脂蛋白越多，入体胆固醇调节系统就越有效，这意味着既可以使体内胆固醇的数量达到维持身体运作所必需的量，又不会导致过量的胆固醇堆积而有损身体健康。

你知道吗？

每日吃 30 克或 20 颗生的无盐杏仁具有和橄榄油相同的功效——提高高密度脂蛋白水平。

雌激素对心肌亦有正面影响，它有助于调节胆固醇水平，所以 55 岁以上女性患冠心病的风险增加很可能与绝经后雌激素的下降有关。因为雌激素可以使机体组织富有弹性，对于动脉壁健康和降低动脉硬化的风险都有益处。

缺乏运动、超重、吸烟和饮酒过量都会增加患心脏病的风险。

采取何种营养干预措施？

确保心脏健康的关键是良好的饮食和生活习惯，要确保身体有能力合成对女性而言至关重要的雌激素，让心脏在绝经后仍能保持健康。其中，以平衡血糖最为重要，保持血糖平衡既有利于体重管理，也对心脏健康至关重要——请参阅第 2 章。

在饮食中加入鱼类、叶类蔬菜、豆类、水果和橄榄油，构建适宜自己的地中海饮食模式。

食谱灵感

做奶昔时，加入2把燕麦片、浆果、普通酸奶和1茶匙亚麻籽，以增加β-葡聚糖、抗氧化剂和ω-3脂肪酸的摄入量，促进心脏健康。

加餐：芹菜条蘸食鹰嘴豆泥或牛油果酱。芹菜富含对心脏有益的抗氧化剂，并有助于降低血压。

将西红柿的顶部切开，挖出种子，将炒菠菜、烤甜椒碎、软山羊奶酪和大蒜泥一起放入西红柿中。用烤箱烤20分钟，直到西红柿果肉变软，然后尽情享用丰富的番茄红素吧。

食用富含植物雌激素的食物可以促进激素平衡，如发酵大豆、亚麻籽、茴香和荚果类，因为它们具有类雌激素作用。

多项研究表明，地中海饮食有益于心脏健康。当然了，这并不意味着要吃很多比萨和意大利面。地中海饮食是一种以鱼类、豆类、叶类蔬菜、坚果、橄榄油和水果为基础的饮食，它符合所有促进心脏健康的要求。多食用鱼类等海产品和橄榄油可以增加对心脏健康非常重要的必需脂肪酸的摄入量。特级初榨橄榄油富含单不饱和脂肪酸，有助于维持"好"胆固醇（高密度脂蛋白胆固醇）的水平，同时它还含有可抗氧化的维生素E，有助于防止氧化了的低密度脂蛋白对动脉造成伤害。三文鱼、鲭鱼和沙丁鱼等富含脂肪的鱼含大量多不饱和脂肪酸，有助于减少炎症，可帮助动脉保持完整性

每天2汤匙橄榄油，或用来做沙拉酱汁，
或淋在蔬菜和面包上。

每天吃 100 克燕麦，以增加可溶性
膳食纤维和 β - 葡聚糖的摄入量。

和柔韧性，并降低血栓风险。

燕麦、叶类蔬菜和荚果中的可溶性膳食纤维在降低胆固醇方面也扮演着重要的角色。因为可溶性膳食纤维可以与胆汁中的胆固醇结合并将其从体内排出。燕麦在降低低密度脂蛋白胆固醇水平方面非常有效，因为燕麦中大量的 β - 葡聚糖（一种可溶性膳食纤维）能与肠道中的胆固醇结合，使其不能被重新吸收入血。

植物固醇和甾烷醇是可以直接降低胆固醇的化合物，在某些蔬菜中可以找到它们的身影，如西蓝花，但是你需要吃几个西蓝花才能获取所需的数量。更简单的方法是服用补剂或选择添加了植物固醇和甾烷醇的无糖酸奶与抹酱等营养强化食品。

富含抗氧化剂的饮食对于保护心脏非常有效。

维生素 C 有助于使血管保持柔软且富有弹性，还可抵消自由基对于动脉的负面影响。番茄红素是一种在西红柿中发现的抗氧化剂，可以保护血管和调节胆固醇水平，对于心脏健康大有益处。与其他营养物质加热后易损失有所不同，西红柿煮熟时番茄红素的含量反而会增加。

应该避免哪些食物？

有许多食物都会直接导致心脏病的风险增加。如果你患有高血压，请限制盐的摄入量，这将有助于降低血压，因为摄入过量的盐会造成水分潴留，血管的压力会增大。盐的每日推荐食用量是 6 克，食用加工食品或即食食品较多的人很容易超过推荐量——1 块意大利辣香肠比萨就含有 2 克盐。

谈及心脏健康时，反式脂肪是最需要注意的。反式脂肪是在普通植物油中加入氢催化而成的油脂，在室温下能保持凝固状态。这些变性脂肪的分子结构比较稳定，在人体内很难被代谢掉，会长时间留在人体内，进而增加患心血管疾病的风险。近年来，食品中人造反式脂肪的含量受到管控，但一些加工产品中仍有它们的身影，因此请仔细阅读加工食品的标签以辨别是否含有反式脂肪。

摄入过量的饱和脂肪可能会使胆固醇升高，并阻碍对心脏有益的必需脂肪酸发挥作用。限制肥肉和奶酪的摄入量有助于降低饮食中饱和脂肪的水平。

酒精会对血管和心脏造成压力而导致血压升高。尽管你可能了解到红酒中含有的抗氧化剂对你的心脏有益，但是研究表明，这个益处也仅限于每日喝 1 小杯的情况。研究同样表明，任何饮酒的益处都会随着饮酒量的增加而消失，进而导致更多弊端。

生活方式小贴士

- 运动对于心脏健康至关重要。像任何肌肉一样，保持心肌状态良好对于心脏健康大有裨益。目前通用的建议是每周运动 300 分钟，其中 150 分钟应该是中高强度的运动。

- 确保饮酒量不超过每周 14 个单位的推荐量（14 个单位并没有你想象的那么多，1 瓶葡萄酒含 9~11 个单位，具体数值还要取决于酒精浓度）。建议每隔一段时间就禁酒一周，禁酒的频率越频繁越好。

- 戒烟。

- 定期体检，以便了解自己的血压和胆固醇情况。

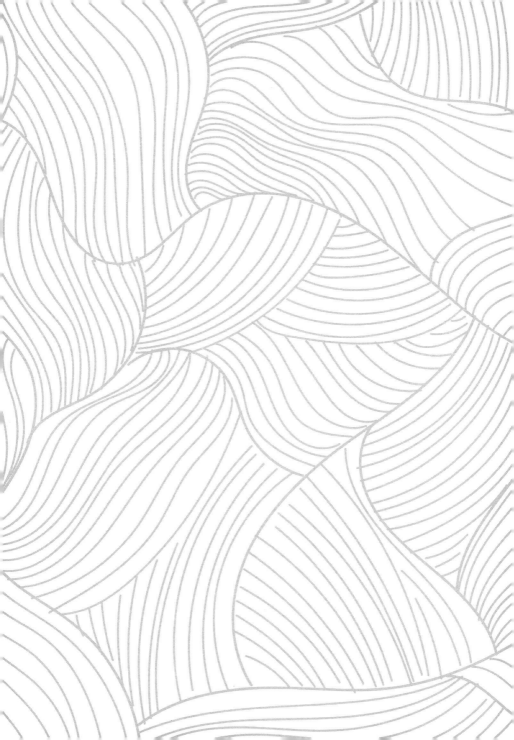

第 4 章

Nutrient Guide
营养指导

　　本章主要介绍了前文提到的营养素，包括宏量营养素、微量营养素、植物雌激素。需要注意的是，本章并非事无巨细地详解所有营养素，它更像是一份实用的指南，为第 3 章中常涉营养素补充更详细的信息。除此之外，作者还在本章的最后针对营养补剂给出了一些贴心的建议。

Macronutrients
宏量营养素

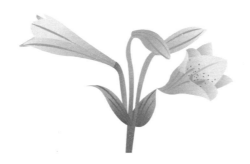

　　宏量营养素是指蛋白质、碳水化合物和脂肪。它们在膳食中所占比例最大，也是人体需求量较多的营养素。人的正常生长、发育和所有人体系统的运行都需要它们。每一种宏量营养素都有自己特定的功能，所以确保膳食中囊括 3 种营养素非常重要。

蛋白质

　　蛋白质是人体中肌肉、骨骼、皮肤、头发和指甲等的重要组成部分——可以说没有蛋白质就没有人类。细胞的生长和修复都离不开蛋白质的参与，所以对于正在养病、养伤和需要增加体力的人来说，蛋白质尤其重要。蛋白质在神经递质的合成过程中以及将营养物质输送到全身的细胞和组织的过程中扮演着至关重要的角色。蛋白质同时也有调节体液平衡的作用。另外，由于蛋白质能够使葡萄糖释放到血液中的速度变缓，所以它也有平衡血糖的作用。蛋白质对中年女性而言极为重要，因为更年期时会出现肌肉流失和骨密度下降的情况。

常见食物来源

氨基酸是蛋白质的基本组成单位。人体必需氨基酸有 9 种，这些氨基酸可以来生产人体需要的其他氨基酸。包含所有必需氨基酸的蛋白质则被称为完全蛋白质。动物性来源的蛋白质都是完全蛋白质，只有少数植物性来源的蛋白质包含所有必需氨基酸，如豆类的蛋白质就属于完全蛋白质。任何遵循纯素饮食的人应该注意摄入更广泛的植物性蛋白食物，以获得身体所需的不同种类的氨基酸。

- 动物性蛋白质来源有瘦肉、鱼类、鸡蛋、乳制品（特别是正宗的希腊酸奶和农家干酪）。

- 植物性蛋白质来源有小扁豆、鹰嘴豆、鹰嘴豆泥、大豆（含完全蛋白质）、藜麦（含完全蛋白质）、其他豆类、坚果和种子。

蛋白质缺乏的常见表现

- 头发稀疏
- 指甲易断裂
- 皮肤状况变差

- 肌肉松弛
- 渴望甜食
- 骨密度低

- 记忆力差
- 情绪低落
- 难以集中注意力
- 受伤后恢复缓慢
- 耐力下降

导致蛋白质缺乏的原因

- 完全蛋白质摄入不足。
- 每餐不能保证摄入足量的蛋白质。
- 胃部不能保证充分消化蛋白质，影响了蛋白质的吸收率。
- 肝脏或肾脏功能障碍。

每日需求量

通常来说每天应摄入约 50~55 克蛋白质，具体数值因人而异，主要取决于个人的体形和活动量。更年期女性每餐都应食用富含蛋白质的食物，因为随着年龄的增长，女性对蛋白质的需求也会相应增加。

脂肪

脂肪主要有 3 种：饱和脂肪、单不饱和脂肪和多不饱和脂肪，三者均衡摄入才能保持身体健康。所有含脂肪的食物中都同时含有这 3 种脂肪，只是在比例上有所不同。例如，红肉的饱和脂肪含量较高，不饱和脂肪含量较低；而三文鱼则相反。

尽管关于脂肪的负面报道较多，但脂肪对于我们的健康和幸福来说绝对至关重要，在更年期时尤甚。首先，人体需要利用饱和脂肪来制造胆固醇，而胆固醇不仅是身体每个细胞的重要组成部分，而且还是合成性激素的原材料。其次，多不饱和脂肪和单不饱和脂肪中含有 ω-3 脂肪酸、ω-6 脂肪酸和 ω-9 脂肪酸。它们对于维持心脏功能的正常运转、血管健康、激素平衡，以及支持神经系统的有效运行和保持皮肤柔软有弹性都很重要。

此外，人体还需要用脂肪来储存脂溶性维生素 A、维生素 D、维生素 E 和维生素 K，以备不时之需。而且脂肪是高效的供能物质，每克脂肪能提供的能量是碳水化合物或蛋白质的两倍。人的大脑的大部分由脂肪组成，且大脑需要依赖单不饱和脂肪来维持血液循环和能量供给的最佳状态——这种状态有助于神经递质保持正常功能，从而使大脑保持敏锐和警觉。

然而，不同种类的脂肪也存在差异，保持 ω-3 脂肪酸和 ω-6 脂肪酸的正确摄入比例对每位更年期女性来说都非常重要。食物中的 ω-3 脂肪酸或 ω-6 脂肪酸在人体内会经过一系列代谢反应转化为不同的化合物。ω-3 脂肪酸具有高抗炎特性，这也是它为何在支持心脏健康方面非常有效的原因之一。然而，ω-6 脂肪酸的代谢途径分为两条：一条途径产生抗炎性前列腺素，另一条途径激活促炎性前列腺素类——一种对身体影响非常大的类激素化合物（见图 4-1）。体内过高的促炎性前列腺素会导致经期出现腹部痉挛和疼痛。

虽然 ω-6 脂肪酸对维持身体健康不可或缺，但 ω-6 脂肪酸摄入过量可能会使人体内有过量的有促炎作用的花生四烯酸。而人体内的花生四烯酸含量较高会导致痛经或其他炎症，花生四烯酸还天然存在于肉类和乳制品中，

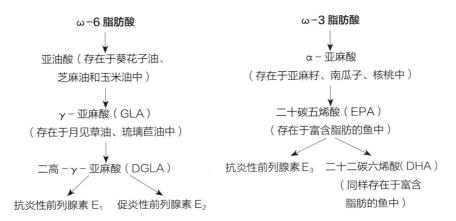

图4-1 ω-6脂肪酸和ω-3脂肪酸的代谢途径

所以你应谨慎食用它们。一些女性可能在亚油酸转化为γ-亚麻酸时存在一些障碍，其原因可能是压力、高糖饮食或体内缺乏该过程所需的催化剂、营养素，如B族维生素、镁和锌等。

常见食物来源

- ω-3脂肪酸（一种多不饱和脂肪酸）的常见食物来源：沙丁鱼、三文鱼、鲭鱼、亚麻籽、核桃、杏仁、南瓜子、奇亚籽、草饲牛肉。

- ω-6脂肪酸（一种多不饱和脂肪酸）的常见食物来源：葵花子油或玉米油（常见于加工食品中，如薯片、饼干、即食食品和油炸食品）、月见草油、琉璃苣油、红花籽油、芝麻油。

- ω-9脂肪酸（一种单不饱和脂肪酸）的常见食物来源：橄榄油、牛油果、腰果。

- 饱和脂肪酸：红肉、黄油、奶酪、奶油、椰子油、棕榈油、烘焙食品、加工食品和快餐。

脂肪缺乏的常见表现

- 皮肤干燥或暗沉
- 关节僵硬
- 维生素 D 缺乏症
- 难以集中注意力
- 上臂后侧的皮肤脱屑
- 月经问题
- 情绪低落和精力不足
- 神经系统病变

导致脂肪缺乏的原因

- 正在遵循低脂饮食，只选择脱脂牛奶或低脂鹰嘴豆泥等低脂产品。

- 可能有脂肪消化吸收问题，该问题可能由胆汁分泌过低或缺乏胰腺酶造成。

- 摄入了过多的饱和脂肪酸或反式脂肪酸，这会阻碍必需脂肪酸在体内发挥其作用。

每日需求量

我们每天大约需要吃 70 克的脂肪。其中，饱和脂肪的摄入不要超过 20 克，剩下的应该是单不饱和脂肪和多不饱和脂肪。最合适的 ω-6 脂肪酸与 ω-3 脂肪酸的比例应在 4：1 和 2：1 之间，但如果膳食中的加工食品较多，则二者的实际比例很有可能在 8 ：1 和 25 ：1 之间，这可能导致体内具有促炎作用的花生四烯酸水平升高。

碳水化合物

对人体来说，碳水化合物是简单和快捷的能源，也是大脑的唯一能源，大脑需要稳定的葡萄糖供给才能正常运行，因为它不能像人体其他部分那样储存葡萄糖。碳水化合物主要存在于植物性食物中，由糖、淀粉和膳食纤维组成。 在人们的传统认知里，碳水化合物几乎与淀粉类食物（如面包、土豆或意大利面）画等号了，但你要记住水果和蔬菜中也含有碳水化合物。

碳水化合物主要分为 3 类。

第一类，复合碳水化合物。这类碳水化合物包含大量糖分子和膳食纤维，因此，它们可以提供更长久的饱腹感。叶类蔬菜、豆类和全谷物食物（如全麦面包或糙米饭）都是复合碳水化合物的良好来源。

第二类，精制碳水化合物。在对谷物的加工过程中，几乎去除了谷物中所有的膳食纤维、维生素和矿物质，只剩下了糖和易消化的淀粉。白面包、白米饭和白意大利面都是精制碳水化合物类食物的常见代表。

第三类，简单碳水化合物。它们由一个或两个糖分子组成，可被迅速消化，快速供能。简单碳水化合物类食物的典型代表有果汁、果酱或蜂蜜。

什么是膳食纤维？

膳食纤维中含有非淀粉多糖。膳食纤维分为可溶性纤维和不可溶性纤维。这两种形式的膳食纤维我们都需要摄入以保证营养物质的消化和吸收过程得以保持正常和高效，维持肠道中有益细菌的健康数量，协助巩固免疫功能。膳食纤维还可以减缓葡萄糖释放到血液中的速度，让其持续地长时间为人体供能，延长饱腹感，因此富含膳食纤维的膳食对于控制体重效果明显。另外，膳食纤维可与肠道中的残余雌激素结合，助其排出体外，这些残余雌激素若不被排出体外则会被重新吸收入血，破坏激素平衡。顺便补充一点，可溶性纤维还能有效调节胆固醇水平。

什么是淀粉？

淀粉由一系列糖分子组成。淀粉的唯一作用就是在人体内被分解为葡萄糖，为人体提供快速简便的燃料。淀粉被分解后提供的能量与同等量的糖提供的能量大致相当。一旦摄入的淀粉过多和运动不足，人体除了将多余的能量转化为脂肪并储存起来之外别无选择。在查看食品包装上的营养标签时要明白：虽然在碳水化合物的条目下通常只有糖和膳食纤维的含量被单独列出，但你的身体也会将不在条目下列出的而实际存在的淀粉转化为糖。

例如，标签如下。

总碳水化合物 40 克
　糖 14 克

膳食纤维 4 克

总碳水化合物含量是糖含量、膳食纤维含量和淀粉含量之和，那么，可得淀粉含量为 22 克（即 40 克 – 14 克 – 4 克）。把 22 克淀粉和 14 克糖相加，最终会得到 36 克的总糖量，相当于 9 茶匙糖。

什么是糖？

食物中最常见的糖是蔗糖和果糖。蔗糖是一种天然植物糖，由 1 个葡萄糖和 1 个果糖分子组成。烘焙领域最常见的白糖就是蔗糖。体内过多的葡萄糖会以脂肪组织的形式被储存起来，并可能转化为甘油三酯，而甘油三酯是增加心脏病风险的因素。果糖是在水果中发现的单糖分子，其甜度约为葡萄糖的 3 倍，通常用来给市售软饮料或甜点增加甜度。果糖的代谢场所主要为肝脏。研究表明，摄入过多的加工果糖是非酒精性脂肪肝和 2 型糖尿病的风险因素。

常见食物来源

• 膳食纤维的常见食物来源：蔬菜、全麦面包、糙米饭、燕麦、全麦意大利面、红薯、荚果类、藜麦、外皮可食用的水果。

• 淀粉的常见食物来源：白面包、白米饭、白意大利面。

• 糖的常见食物来源：巧克力和糖果、碳酸饮料和果汁、蛋糕、饼干和其他烘焙食品。

复合碳水化合物缺乏的表现

- 体力不足或精神虚弱
- 便秘或便溏
- 排气增多或腹胀
- 渴望甜食

- 高胆固醇
- 头痛
- 易激惹
- 免疫功能下降

导致复合碳水化合物缺乏的原因

- 正在执行严格的低碳水化合物饮食法。
- 吃的蔬菜不够。
- 膳食以精制白面包、白米饭或白意大利面为主。
- 大量加工食品充斥在你的饮食中。

每日需求量

目前通用的建议是每日摄入约 30 克膳食纤维；为了确保膳食纤维摄入均衡，要保证午餐和晚餐中的 1/2 是蔬菜，1/4 是全谷物。

Micronutrients
微量营养素

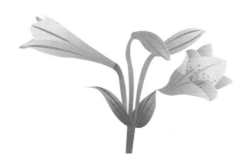

　　微量营养素包括维生素、矿物质和其他具有保健作用的植物化合物。虽然相比常量营养素来说，我们对于微量营养素的需求量相对较少，但微量营养素在每日饮食中也是必不可少的，因为它们在维持我们的正常生理功能和健康方面起着至关重要的作用。在本书中我将对第 3 章中简单提到过的一些关键微量营养素进行详细讲解。

维生素 A

　　维生素 A 实际上是一组脂溶性的营养素（即人体可将它们储存在脂肪细胞中），它包括来自动物食品的类视黄醇和能被人体转化为维生素 A 并被储存于肝脏中的类胡萝卜素。这组脂溶性营养素中最有名的是视黄醇和 β - 胡萝卜素。

维生素 A 不仅是一种强大的抗氧化剂，也是维持细胞膜、皮肤和头发健康的必要营养素，有助于防止夜视能力退化和黄斑变性。另外，维生素 A 对于机体保持正常的免疫功能也非常重要，有助于防止感染和炎症。

常见食物来源

视黄醇的常见食物来源：鸡肝或小牛肝、贝类、蛋黄。

β–胡萝卜素的常见食物来源：胡萝卜，红薯，南瓜，菠菜、羽衣甘蓝、甜菜等绿叶蔬菜及青椒。

维生素 A 缺乏的表现

- 皮肤干燥
- 痤疮
- 发质不佳
- 眼睛干涩

- 夜视受损
- 频发感冒和感染
- 口腔溃疡或耳脓肿
- 疲劳

导致维生素 A 缺乏的原因

- 吸烟和过量饮酒。
- 某些药物可能会影响维生素 A 的吸收。
- 执行极低脂肪饮食法或身体消化吸收脂肪存在障碍。

每日需求量

我们每天至少需要 700 微克的维生素 A。尽管复合维生素和矿物质补剂中也包含有维生素 A 或 β－胡萝卜素，但我们最好还是通过食物来获取。若坚持通过补剂来获取，服用剂量一定在补剂使用说明上的推荐剂量范围之内，这很重要，因为摄入过量维生素 A 可导致中毒。

如果你能够每周吃一次动物肝脏，那么就无须额外服用补剂，因为动物肝脏的维生素 A 含量非常高，人体会将多余的维生素 A 储存起来以供未来之需。

B 族维生素

B 族维生素是一组维生素的统称。每一种维生素 B 拥有各自独特的功能，还以团队合作的方式互相协作，参与身体多种重要系统的活动，特别是与产能和心理健康有关的身体系统。一种 B 族维生素的缺乏可能导致另一种 B 族维生素的缺乏。B 族维生素家族的每一位成员均有属于自己的具体编号。大家可能会发现，有些家族成员更广为人知一些。此外，大家还可能会发现有些数字不在编号之内，那是因为该编号的营养素是曾被误认为维生素了。

常见食物来源

全谷物和蔬菜中含有绝大部分种类的 B 族维生素，因此将这些食物纳入每日膳食中非常重要。唯一的例外是维生素 B_{12}，它只天然存在于动物性食物中，如肉类、鱼类或鸡蛋。某些强化早餐麦片或涂抹酱会含有维生素

B$_{12}$，但这对遵循纯素饮食的人来说只是杯水车薪，所以这些人可能需要考虑服用补剂。

导致 B 族维生素缺乏的原因

- B 族维生素属水溶性维生素，煮蔬菜可使其损失率高达 40%。
- 遵循纯素饮食。
- 经常饮酒。
- 慢性压力。
- 营养吸收不良。
- 膳食中缺乏蔬菜。
- 恶性贫血。

每日需求量

人体无法储存 B 族维生素，所以我们需要通过日常膳食定期摄入。人体对于不同种类的维生素 B 的需求量也各不相同，服用补剂会给你带来很多益处，但若无健康专业人士指导，摄入量不要超过表 4-1 中的每日摄取量上限，表 4-2 为各种维生素功能与缺乏时症状。

表 4-1　各种维生素 B 每日最低需求量与摄取量上限

名称	每日最低需求量	每日摄取量上限	实物中含量说明
维生素 B$_1$	0.8 毫克	100 毫克	1 片全麦面包含有 0.12 毫克

名称	每日最低需求量	每日摄取量上限	实物中含量说明
维生素 B_2	1.1 毫克	40 毫克	1 个鸡蛋含有约 0.2 毫克
维生素 B_3	13 毫克	17 毫克烟酸形式或 500 毫克烟酰胺形式	100 克金枪鱼含有约 12 毫克
维生素 B_5	3 毫克	200 毫克	100 克小扁豆含有 0.31 毫克
维生素 B_6	1.2 毫克	200 毫克	1 个青椒含有约 0.37 毫克
维生素 B_7（生物素）	需要量非常低，所以没有每日最低需求量的明确建议	0.9 毫克	
维生素 B_9（叶酸）	200 微克	1 毫克	100 克蒸西蓝花约有 72 微克
维生素 B_{12}	1.5 微克	2 毫克	100 克沙丁鱼含有约 15 微克

表 4-2　各种维生素功能与缺乏时症状

名称	功能	缺乏该维生素的症状
维生素 B_1（硫胺素）	促进产能，改善认知功能、学习能力和记忆力	疲劳，易激惹，健忘和难以集中注意力，肌肉无力，心悸

名称	功能	缺乏该维生素的症状
维生素 B_2（核黄素）	促进产能和红细胞的生成，改善皮肤、头发和指甲健康，增进免疫系统功能和促进抗体产生，改善眼睛健康	乏力，头发稀薄和指甲断裂，眼睛干涩，嘴唇或嘴角开裂，湿疹或皮炎
维生素 B_3（烟酸）	改善认知功能和记忆力，促进产能，增进神经系统功能，调节血糖平衡，调节胆固醇水平	情绪低落或抑郁，头痛或偏头痛，易激惹，体力不足，健忘，食欲不振，失眠
维生素 B_5（泛酸）	促进产能，对神经系统和免疫功能健康至关重要，参与压力反应	疲劳，恶心，手发麻，脚部灼痛，焦虑，失去动力，头痛
维生素 B_6（吡哆醇）	对大脑功能和健康的神经系统至关重要，促进产能，维持性激素分泌平衡，缓解经前综合征，作为天然抗抑郁药，促进红细胞生成	紧张、焦虑或抑郁，疲劳，贫血，头痛，恶心，水分潴留，皮肤干燥脱皮，舌头疼
维生素 B_7（生物素）	促进细胞生长和神经发育，改善皮肤和头发的健康	皮肤干燥，头发稀疏，肌肉疼痛，疲劳
维生素 B_9（叶酸）	促进红细胞产生和支持大脑和神经系统，促进产能	贫血，疲劳和情感淡漠，舌头疼，健忘，情绪低落，高半胱氨酸升高，增加心脏病的风险，焦虑，过早出现白发
维生素 B_{12}（钴胺素）	促进红细胞的生成，促进产能，促进铁的吸收，支持神经系统、记忆力和学习功能	疲惫，抑郁症，头脑混沌，健忘，头晕，耳鸣，头痛，易激惹，焦虑，皮肤苍白

维生素 C

维生素 C 是一种强大的抗氧化剂，在人体内有多种作用。人体需要维生素 C 来生成胶原蛋白——这是健康的骨骼、皮肤和血管的关键成分。维生素 C 还能增强免疫功能。此外，由于维生素 C 具有抗氧化特性，所以它有助于降低患心脏病的风险——女性绝经后患心脏病的风险增加。还有，愈合伤口和减少疤痕也离不开维生素 C 的帮助。

维生素 C 可以提高非血红素铁的吸收率，以及有助于促进肾上腺功能的健康，缓解慢性压力。我们还需要维生素 C 来制造让心情稳定平静的神经递质血清素，有利于情绪调节，维持我们正常的睡眠周期，并促进消化系统健康。

常见食物来源

• 蔬菜：甜椒、西蓝花、绿叶蔬菜（菠菜、卷心菜、羽衣甘蓝或甜菜）。

• 香草：欧芹。

• 水果：木瓜、猕猴桃、草莓、橙子。

维生素 C 缺乏的表现

• 经常感冒和感染

• 皮肤失去弹性

• 牙龈出血

• 粉刺

• 伤口愈合缓慢

• 容易出现瘀伤

导致维生素 C 缺乏的原因

- 膳食中缺乏水果和蔬菜。
- 饮酒。
- 吸烟。
- 食用煮过的蔬菜：维生素 C 属水溶性维生素，因此煮蔬菜会造成高达 45% 的维生素 C 的损失。
- 慢性压力。
- 遭受到污染。

每日需求量

　　每日至少需要从膳食中摄取 40 毫克维生素 C，但由于日常的各种消耗，我们大多数人的需求量远比这个量要多。服用非处方补剂时，每天不应超过 1~2 克。服用维生素 C 补剂过量可能会导致便溏或腹泻。

维生素 D

　　维生素 D 可以帮助人体吸收从膳食中获得的钙，所以强壮的骨骼和健康的牙齿离不开维生素 D 这个重要助攻。近年来，对维生素 D 的研究证实其有更广泛的作用，其中包括增进免疫系统健康，减少感染。研究还表明，由于其作用涉及血糖、心血管疾病和多发性硬化，维生素 D 缺乏症和某些慢性疾病（包括 2 型糖尿病）存在关联。另外，维生素 D 的缺乏也可能导致情绪低落、抑郁和焦虑。

常见食物来源

维生素 D 在食物中的含量非常低，且仅存在于乳制品，动物内脏和三文鱼或沙丁鱼等富含脂肪的鱼中。与其说维生素 D 是一种维生素，倒不如说它是一种类激素，因为暴露在阳光下的人体会自动合成所需的维生素 D，然后人体会将其储存在脂肪细胞中。

维生素 D 缺乏的表现

- 腰背痛
- 关节疼痛和肌肉无力
- 情绪低落和季节性情感障碍（SAD）
- 失眠
- 疲劳
- 经常感冒和感染
- 儿童佝偻病

导致维生素 D 缺乏的原因

- 皮肤接触阳光不足可能是导致维生素 D 缺乏的主要原因，这可能由多种原因造成：经常使用高级防晒霜。外出时使用过多遮阳物，以及比较喜欢待在家中。
- 维生素 D 虽然可以储存在脂肪细胞中，但到冬季中后期，人体内维生素 D 的储备量通常会消耗殆尽。
- 老年人将维生素 D 转化为其活性形式的能力下降。

• 纯素饮食者无法从膳食中获取维生素 D。

每日需求量

重要的是在夏季尽量做到每天都能让未涂抹防晒霜的皮肤短时间（取决于你的敏感性）暴露在阳光下，以保持体内维生素 D 含量。和其他营养素以毫克或微克为单位不同，营养补剂中的维生素 D 以国际单位（IU）为计量单位。它表示的是补剂中有多少具有活性的维生素 D。

每日剂量为 1 000 IU 是一个合理的维持剂量，但医生可以通过血液检查来评估你实际的身体状态以确定治疗方案的所需量。维生素 D 属脂溶性维生素，这意味着它可以储存在人体内，所以你也可以每 10 天服用 10 000 IU 的剂量（如果此方法对你来说更方便的话）。研究表明，一次性摄入大剂量的维生素 D 可能维生素 D 的吸收率会更高。但要注意，长期过量补充维生素 D 可能会导致中毒。

维生素 E

维生素 E 这种脂溶性维生素是强大抗氧化剂。它有 8 种形式。维生素 E 可以保护细胞免受自由基的损害——自由基可导致癌症或心血管疾病及其他慢性疾病。维生素 E 还有改善免疫系统健康的作用。

由于其有保护皮肤的作用，维生素 E 通常被认为是"抗衰老"维生素。而且维生素 E 还可以帮助减少血管中"血块"的形成，从而防止其进一步形成血栓。另外，它还有助于增进生殖健康。

常见食物来源

- 蔬菜：菠菜、甜菜、西蓝花、芦笋、羽衣甘蓝、辣椒、甜椒。

- 种子和油脂：葵花子和其油制品，芝麻和其油制品，橄榄油。

- 坚果和谷物：花生、小麦胚芽。

维生素 E 缺乏的表现

- 肌肉无力
- 视力减退
- 伤口或皮肤愈合缓慢
- 皮肤老化

- 疲劳
- 皮肤毛孔堵塞红肿
- 易感冒和感染
- 痛经

导致维生素 E 缺乏的原因

- 食物储存时间过长。例如，橄榄油在储存大约 6 个月后，其中的维生素 E 会损失 20%~30%。
- 高温烹饪过程中，维生素 E 的损耗率高达 30%。
- 精制种子油或精制橄榄油在其制作加工过程中，种子或橄榄中的维生素 E 会流失。
- 某些疾病（如克罗恩病）会造成脂肪的消化和吸收障碍，影响身体储存维生素 E 的能力。

每日需求量

由于维生素 E 是一种脂溶性维生素，因此人体可以将其储存起来以备需要时使用。

一些维生素 E 补剂仅含有 α－生育酚，这是维生素 E 家族中最广为人知的一种化合物。如果你希望所服用的补剂能够模拟自然界中的维生素 E，最好选择含混合生育酚的产品，因为其包含所有形式的维生素 E，可能更具生物学功效。

过量的维生素 E 可能会导致中毒，因此请始终遵照使用说明上的推荐剂量。

维生素 K

维生素 K 最有名的作用要数它的凝血功能，我们不会在不小心割伤自己时血流不止皆因于它。它在骨骼健康中也起着非常重要的作用，因为一种叫作骨钙素的蛋白质的产生不能没有维生素 K 的参与，而这种蛋白质有助于使骨骼强健并降低骨折的风险。维生素 K_1 存在于植物性食物中。维生素 K_2 虽然在动物性食物中有少量存在，但我们体内的维生素 K_2 主要是在肠道细菌的帮助下由肠道中的维生素 K_1 转化而来——这亦是保持肠道菌群健康非常重要的原因之一。

常见食物来源

• 蔬菜和香草：深绿色叶类蔬菜，如菠菜、甜菜；西蓝花；抱子甘蓝；欧芹。

- 发酵蔬菜或发酵制品：泡菜或纳豆。

- 动物产品：肉类、蛋类、奶酪。

维生素 K 缺乏的表现

- 凝血障碍
- 伤口愈合不良
- 异常出血

- 容易出现瘀青
- 便血
- 骨密度低

导致维生素 K 缺乏的原因

- 服用抗生素。
- 膳食中缺乏绿色蔬菜。
- 患克罗恩病或溃疡性结肠炎。
- 脂肪吸收不良，抑制了人体储存维生素 K 的能力。

每日需求量

维生素 K 的每日需求量为每千克体重约 1 微克，在均衡膳食的情况下这并不难实现。维生素 K 属脂溶性维生素，身体可以将其储存以供需要时使用。补剂中经常含有少量的维生素 K_2，维生素 K_2 可与其他营养素协同作用以支持骨骼健康。

钙

钙对我们骨骼的结构完整性至关重要，可以促进骨骼强壮坚固，并可与其他营养素协同作用以支持骨骼健康。此外，钙还有其他一些作用，如维持神经和肌肉功能，尤其是对心脏的肌肉组织而言；还有助于调节心率；以及保持凝血功能正常等。人体内适宜的钙水平不仅有益睡眠，还有助于调节睡眠周期。

常见食物来源

乳制品可能是最为人熟知的钙来源，通常来说乳制品易被人体吸收，但也并非人人如此。如果乳制品不适合你，那么你可以从其他食物中获取钙。例如，骨头软的沙丁鱼是高钙食物，豆腐也是钙的极好来源。西蓝花、卷心菜等绿叶蔬菜也都富含钙，但是相对于动物性食物，植物性食物中钙的吸收率较低。

钙缺乏的表现

- 肌肉痉挛或震颤
- 骨密度低
- 关节或肌肉疼痛
- 失眠

- 指甲易断
- 焦虑或紧张
- 心律不齐

导致钙缺乏的原因

- 维生素 D 的缺乏会降低钙的吸收率。
- 经常饮酒可能会导致钙随尿液排出体外。

- 高钠饮食会降低体内钙的储存量。
- 随着年龄的增长，身体吸收钙的能力会降低。
- 遵循无乳制品饮食。
- 胃酸过少会导致钙吸收不良。

每日需求量

我们每天需要从食物中摄取约 700 毫克的钙。在没有健康专家指导的情况下，每天服用的钙补剂不应超过 1 500 毫克。过量的钙可能会在肾脏或血管中发生沉积。

铬

铬会影响体内胰岛素的活性，从而在调节血糖方面起重要作用。铬有助于为身体持续供能，使人减少对甜食的渴望。

常见食物来源

并没有什么铬含量特别突出的食物，因为大多数自然食物中的铬含量都非常少，所以，对人来说，均衡饮食才是关键。西蓝花、燕麦和鸡蛋都是铬较好的食物来源。铬也存在于啤酒酵母中，但是比起喝太多的啤酒，服用补剂的效果较好。

铬缺乏的表现

- 渴望甜食
- 疲劳

- 两餐间隔过久后感到头晕或烦躁　　• 焦虑
- 一直想吃东西

导致铬缺乏的原因

- 高糖饮食。
- 加工食品。
- 营养吸收不良。

每日需求量

　　人每天至少需要 25 微克铬，如果膳食中富含全谷物和蔬菜，那么身体对铬的需求量会很容易满足。当然了，大多数复合维生素和矿物质补剂中都含有铬，另外，也有单独的铬补剂或是含啤酒酵母的胶囊补剂。任何患有糖尿病的人在服用铬补剂时都需要非常仔细地监测血糖情况，同时要与医生进行商讨。

铜

　　只需要很少量的铜即可满足维持身体正常功能及保持健康所需。身体生成胶原蛋白的过程需要铜的参与，而胶原蛋白是健康骨骼的关键成分，也有助于我们的皮肤和阴道组织保持弹性。铜还可以改善免疫功能和神经系统健康。另外，在能量代谢中铜也起着关键作用：在将营养物质转化为能量的三羧酸循环中，铜是催化剂；人体生成负责在体内运输氧气、为我们的细胞和肌肉提供能量的血红蛋白的过程也需要铜的参与。

常见食物来源

- 植物性食物：芝麻、大豆、蘑菇、葵花子、绿叶蔬菜和荚果。

- 海鲜：虾。

铜缺乏的表现

- 疲劳和体力下降
- 贫血
- 骨密度低
- 头发稀疏

- 指甲易脆断
- 健忘
- 关节和肌肉疼痛

导致铜缺乏的原因

- 慢性压力。
- 膳食中缺乏植物性食物。
- 经常服用高剂量的锌补剂，这会干扰铜的吸收。
- 营养吸收不良。

每日需求量

我们每天需要从食物中摄取约 1 毫克的铜。如果你的饮食足够多样化，包含足够多的植物性食物，就不难实现这个目标。铜与其他补剂有较强的协同作用，这就是在多种维生素和矿物质补剂中铜含量常约为 0.5 毫克，以确保它与其他营养素保持恰当的平衡的原因。服用高剂量铜补剂或暴露于被污染的环境中可能导致铜中毒，这会造成心理健康受损，免疫功能受到破坏。

碘

碘在甲状腺健康方面起着非常重要的作用，因为人体需要碘来制造甲状腺激素——这种激素可调节新陈代谢和人体内一系列化学反应的速率。因此，可以说，碘影响着体重、能量水平、情绪和心理健康。让体内的碘含量保持合理且与其他营养素平衡非常重要，因为过多或过少的碘都会对甲状腺激素造成负面影响。

常见食物来源

• 海洋蔬菜，如海带、紫菜、昆布或琼脂中的碘含量约为其他食物来源的5倍。

• 海鲜：虾、鳕鱼、沙丁鱼、三文鱼中含有少量碘。

• 乳制品：蛋黄和酸奶。

• 蔬菜：菠菜或红薯，但其数量将取决于土壤的矿物质含量，集约农业可能会造成土壤中的矿物质含量减少。

碘缺乏的表现

• 疲劳

• 突然的体重增加

- 头发稀疏
- 情绪低落
- 思维混乱
- 学习新事物困难

导致碘缺乏的原因

- 遵循纯素饮食。
- 食品加工。
- 集约农业可能导致土壤中的矿物质（碘）含量降低。
- 经常生食西蓝花、卷心菜等十字花科蔬菜和生菠菜，这可能会影响碘在甲状腺中发挥作用。

每日需求量

我们每天至少需要 0.14 毫克碘。面向女性消费者的复合维生素和矿物质补剂中通常含有微量的碘，如有需要，请查看一下你正在服用的补剂是否含有碘。服用大剂量的碘补剂可能会对甲状腺激素造成严重影响。

铁

铁对血红蛋白的产生至关重要。血红蛋白是一种将氧气输送到我们细胞中的载体蛋白。人体能够将氧气与我们所摄入的食物相结合，并通过一系列反应生成能量。此外，肌红蛋白的生成也需要铁。肌红蛋白是血红蛋白的一种，为肌肉提供收缩时所需的能量。

食物中的铁有两种形式：来源于动物性食物中的血红素铁和来自植物性

食物中的非血红素铁。相比非血红素铁，人体吸收血红素铁的速度更快、吸收率更高。

常见食物来源

• 动物产品：肉类（尤其是红肉，如鹿肉或牛肉）、鱼类、蛋黄。

• 蔬菜：绿叶蔬菜，如菠菜和羽衣甘蓝。

• 种子、豆类：南瓜子、大豆、荚果。

铁缺乏的表现

• 疲惫无力

• 头痛

• 心悸

• 舌头疼痛

• 头晕

• 食欲不振

• 头发干枯分叉

• 皮肤苍白

• 贫血

导致铁缺乏的原因

• 月经经血过多或经期过长导致失血增多。

• 不合理饮用茶和咖啡。

• 纯素饮食，因为植物性食物中的铁吸收率低。

• 长期服用影响铁的吸收的抗酸药。

• 胃酸水平过低。

- 膳食中有过多会妨碍铁的吸收的植酸（存在于麦麸和燕麦中）和草酸盐（存在于大黄和菠菜中）。

每日需求量

女性在经期时每天至少需要从食物中摄入 14.8 毫克铁，非经期时每天需要 8.7 毫克。只有在被医生诊断出铁缺乏后，你才需要服用铁补剂，不然的话，多余的铁会被储存在体内，随着时间的积累，人体内铁量过多可能会导致严重的健康问题。未经医生同意，每日服用的含铁补剂不应超过 17 毫克。

镁

在各种矿物质中，身兼 300 多种不同任务的镁堪称"多面手"。镁在能量代谢过程中起着关键作用。镁有助于维持正常的肾上腺功能，具有舒缓神经系统和调节身体对压力的反应的作用。另外，镁在肌肉收缩和舒张过程中也发挥一定作用，如推动粪通过的肠道蠕动过程离不开镁的帮助，所以镁也能增进消化功能。镁对心脏健康同样重要，它可以调节血压和心律。如果我们希望拥有健康和强壮的骨骼，也不能没有镁的帮助。

常见食物来源

- 全谷物：全麦面包、糙米和燕麦。

- 绿叶蔬菜：菠菜、甜菜、羽衣甘蓝、西洋菜和西蓝花。

- 种子和坚果：南瓜子、葵花子、芝麻、杏仁和腰果。

镁缺乏的表现

- 焦虑
- 易激惹
- 疲劳
- 肌肉痉挛
- 抽筋

- 头痛或偏头痛
- 心律不齐
- 便秘
- 失眠

导致镁缺乏的原因

- 膳食中缺乏绿叶蔬菜和全谷物。
- 慢性压力。
- 服用大剂量钙补剂。
- 过多饮用碳酸饮料。碳酸饮料中的磷酸会阻碍镁的吸收。
- 服用某些药物，如抗生素和一些固醇类药物。

每日需求量

每天应从食物中获取 300 毫克镁。如果你的膳食中富含全谷物和蔬菜，这并不难做到。目前非处方补剂的最大推荐剂量为每天 400 毫克。

硒

硒是一种强大的抗氧化剂，与维生素 E 协同作用，可以起到支持免疫系统正常运行的作用，保护身体免受自由基对细胞和组织的伤害，从而达到预防疫病和延缓衰老的作用。另外，硒能刺激抗体的产生，有助于减少炎症和感染。硒在甲状腺功能正常运转中也起着重要作用，可以调节新陈代谢水平，使我们保持较好的体力和精力。

常见食物来源

• 动物产品：鱼类和贝类、蛋黄、瘦肉。

• 食用菌：香菇和小褐菇。

• 种子和坚果：葵花子、芝麻、巴西坚果（仅1个巴西坚果的含硒量就超过每日最低摄入推荐量，因此请注意避免硒中毒）。

硒缺乏的表现

• 疲劳
• 频繁感染

• 早衰的迹象
• 头发稀疏

导致硒缺乏的原因

• 烹调会造成植物性食物中的硒损耗，动物性食物也是如此，尽管影响不大。
• 集约农业可能导致土壤中的矿物质（硒）含量降低。
• 谷物在加工过程中会损失其所含有的硒的1/2。

每日需求量

女性每天至少需要60微克的硒。复合维生素和矿物质补剂中通常含有少量的硒，如果你觉得从膳食中获得足够的硒有些困难，就可以服用补剂。摄入极大剂量的硒可能会引发中毒，导致皮肤受损、脱发和指甲脱落。

锌

锌参与人体所有系统的运行，可以说只要是你能想得到的人体功能就离不开锌。锌是一种强大的、对人体极其重要的抗氧化剂，能够促进免疫系统的有效运作，帮助伤口愈合和使身体免受自由基损伤的影响，从而降低因自由基损伤而导致慢性疾病的概率。胶原蛋白的合成也需要有锌的参与，而胶原蛋白能使我们的皮肤、肌肉、关节和骨骼保持良好状态。锌还可以增进神经系统的健康，有助于调节压力水平，亦可增强体力和精力并提高运动表现。需要知道的是，锌除了能增强我们的味觉和嗅觉，还有利于头发和指甲的健康。

常见食物来源

锌存在于多种食物中，但最好的食物来源有以下几种。

• 动物产品：羊肉、牛肉、牡蛎、虾。

• 种子和坚果：芝麻、南瓜子、腰果。

• 食用菌：蘑菇。

锌缺乏的表现

• 经常感冒和感染　　　　　　　• 味觉或嗅觉退化

- 疲劳
- 痤疮
- 指甲上出现白斑点
- 头发稀疏

- 食欲不振
- 情绪低落
- 健忘

导致锌缺乏的原因

- 压力过大。
- 过量饮酒——谷物中植酸过多会妨碍锌的吸收。
- 铁与锌在人体吸收过程中存在竞争性抑制作用，因此最好错开两种补剂的服用时间。
- 出汗过多。
- 营养吸收不良。
- 膳食中蛋白质含量低。

每日需求量

女性每天至少需要从食物中摄取 7 毫克锌。通过补剂来补充的话，锌的补充量的安全范围为 5~20 毫克，如没有健康专家指导，推荐上限为 25 毫克。每日服用补剂超过 1 000 毫克可能会抑制免疫功能，并发生锌中毒。

Phytoestrogens
植物雌激素

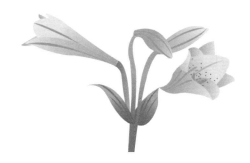

　　植物雌激素是能够与体内雌激素受体结合的植物化合物，有助于解决更年期内的激素失衡问题。研究表明，它对于缓解潮热和盗汗均有效果。

　　木酚素类物质可能是西方饮食中植物雌激素的主要来源之一。亚麻籽富含木酚素类物质，除此之外，芝麻、西蓝花、茴香和荚果（如小扁豆）、鹰嘴豆和其他豆类也都是很好的来源。另一种主要的植物雌激素来源是异黄酮。尽管荚果中也含有少量异黄酮，但目前来说，大豆是异黄酮最主要的来源。食用传统方式制作的发酵大豆，如味噌、天贝、纳豆或豆腐，或直接吃豆子（如毛豆）都是摄取异黄酮最有效的方法，因为未经加工的大豆类中的异黄酮含量是精加工豆制品（如豆浆或大豆汉堡）的 4 倍。

如果你正在使用抗凝血剂、治疗糖尿病的药物或激素替代疗法，在补充木酚素类物质或异黄酮时要格外留意，因为它们可能与你使用的药物之间会产生不良的相互作用。由于植物雌激素补剂会影响激素分泌，所以可能不适合患有雌激素敏感疾病（如子宫内膜异位症）的患者。

Herbs
药草

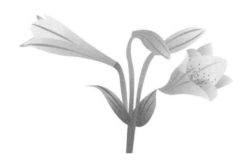

　　药草可能对某些女性有效，其补充会对人体产生非常明显的影响。重要的是你所使用的产品一定要符合质量监管和安全监管标准有关规定。另外，按照使用说明上的推荐剂量来服用也很重要，如果你正在服用任何药物或存在健康问题，请先咨询医生，以避免潜在的不良的相互作用。

　　黑升麻、圣洁莓、鼠尾草、甘草或红车轴草等药草具有促进激素平衡的特性，通常用来减少潮热和盗汗。

　　一些药草被称为适应原，因为它们可以帮助身体适应来自生理和情绪上的挑战。它们的角色类似滋补品，能让你的身体变得强健，并让你的精神富有韧性，更好地应对压力；它们还可以帮助你缓解多种症状，诸如疲劳、情绪低落或焦虑。人参、红景天、冬虫夏草、当归和南非醉茄都是药草中具有适应原特性的代表。

柠檬香蜂草、缬草、洋甘菊、西番莲等药草具有镇静作用，有助于舒缓神经。圣约翰草通常用于缓解焦虑或轻度抑郁，但它会与某些药物相互作用（尤其是和抗抑郁药品），因此在服用前咨询医生很重要。

玛卡粉可以为更年期女性提供非常有效的全方位支持。它营养丰富，含有必需脂肪酸、氨基酸和一系列矿物质，以及硫代葡萄糖苷——一种有助于平衡激素、缓解潮热和盗汗的植物化合物。玛卡还具有适应原特性，有助于缓解疲劳、减少焦虑和使头脑清醒灵活。另外，红色玛卡有助于增强性功能和提高性欲。

Supplement Advice
营养补剂建议

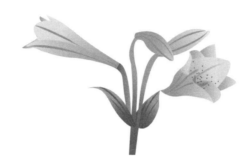

处于更年期的你需要服用复合维生素和矿物质补剂吗？

简单来说是的，你可能会需要。虽然理论上来说只要膳食结构足够均衡就可以满足身体所需的所有营养素，但实际上这比你想象的更难做到。我们每天需要从饮食中汲取约 50 种必需营养素以保持健康；但出于以下原因，做到这点可能略有困难。

• 你很忙和面临颇多的压力，因此没有精力准备营养均衡的食物，你通常是随意吃点儿东西充饥或依赖精加工食品和即食食品。

- 你的饮食结构可能是健康的，但食物缺乏多样性，做菜总是"老三样"。

- 所食用的水果和蔬菜多是空运来的，它们在成熟前就被采摘，经过储存，其中的维生素和矿物质的含量会随着时间的推移而下降。

- 压力过大、饮酒、喝咖啡和吸烟都会消耗或阻碍关键微量营养素发挥作用，包括 B 族维生素、锌、铁、镁和维生素 C。

- 食物中的微量营养素在加工和烹饪的过程中的流失率高达 40%。

- 集约耕作使土壤的矿物质含量降低，影响了水果和蔬菜的营养价值。

如何挑选维生素和矿物质补剂？

如果你觉得有必要服用补剂，从对健康最有利的角度看，最好选择含有多种维生素和矿物质的复合产品。各种营养素之间具有协同作用是其自然特质，这就是为什么没有一种食物只含有锌或维生素 C。除非你被诊断出缺乏某种特定营养素，否则只服用一种营养素的大剂量补剂可能会妨碍其他营养素在人体内发挥作用。

某些矿物质之间之所以能形成恰当的平衡关系是因为它们存在着互相制约的关系，例如服用大剂量的锌可能会降低体内铜的水平而导致贫血。所以，最明智的做法是，首先应选择优质的复合维生素和矿物质补剂。复合维生素和矿物质补剂中含有人体需要的每一种营养素，可以像自然食物中的营养素一样发挥协同作用，满足人体最基本的营养需求。

如果你想更有针对性地改善身体某项功能，如骨骼健康或皮肤、头发和指甲的健康，那么比较好的方法是选择那些含有多种相关营养素组合的产品。这样各个营养素之间才能发挥它们原有的协同作用。例如，若想强健骨骼的话，仅仅补钙并不能取得良好的效果，因为身体需要一定量的维生素 D 和镁来帮助身体吸收钙，同时也需要其他营养素来提高骨密度。

并非所有补剂的效果都相同，有些补剂中的营养素是生物利用度更高的形式，也就意味着比其他补剂更容易被人体吸收。请注意查看补剂的成分表，形式为柠檬酸盐、吡啶甲酸或谷氨酸的营养素比硫酸盐、碳酸盐或氧化物形式的营养素更容易吸收。例如，柠檬酸钙比碳酸钙更具生物利用度，因此服用后的效果可能会更明显。

注意

一些营养素或药草补剂可能会对你正在服用的药物药效的发挥造成干扰，无论是会抑制或是增强药效都可能对人体产生不良影响。服用补剂前一定要先咨询医生，特别是如果你正在使用抗凝血剂、激素替代疗法、调节血压的药物或任何其他常规处方药。

务必按照补剂使用说明上的推荐剂量服用。服用浓缩剂量的营养素时，不一定是剂量越多效果越好。